河南大学教材建设出版基金资助

YIXUE MIANYIXUE SHIYAN JISHU

医学免疫学实验技术

主　编　柴立辉　刘峰涛

副主编　王志增　张海龙　魏寅祥

编　者　(按姓氏笔画排序)

马远方　王志增　卢　锋

白慧玲　刘峰涛　刘瑞敏

李　霞　张海龙　赵粤萍

柴立辉　魏寅祥

河南大学出版社

·郑州·

图书在版编目(CIP)数据

医学免疫学实验技术/柴立辉,刘峰涛主编.—郑州:河南大学出版社,2018.11
ISBN 978-7-5649-3589-4

Ⅰ.①医… Ⅱ.①柴… ②刘… Ⅲ.①医学–免疫学–实验–医学院校–教材
Ⅳ.①R392-33

中国版本图书馆CIP数据核字(2018)第266402号

责任编辑 张雪彩
责任校对 付会娟
封面设计 郭 灿

出版发行 河南大学出版社
地址:郑州市郑东新区商务外环中华大厦2401号 邮编:450046
电话:0371-86059752(高等教育与职业教育出版分社)
0371-86059701(营销部) 网址:www.hupress.com
排 版 郑州市今日文教印制有限公司
印 刷 郑州市运通印刷有限公司
版 次 2019年2月第1版 **印 次** 2019年2月第1次印刷
开 本 787mm×1092mm 1/16 **印 张** 8
字 数 190千字 **定 价** 20.00元

(本书如有印装质量问题,请与河南大学出版社营销部联系调换)

目　录

前　言

医学免疫学是生命科学的前沿学科，作为医学专业学生的主干必修课程，医学免疫学也是最抽象、最难懂的医学基础课程之一。而且，医学免疫学又与临床疾病和检验技术密切相关，是一门实践性、应用性很强的学科，并与理、工、农各学科相互渗透。目前，免疫学的研究已经进入了一个崭新的时代。现代免疫学的研究和应用涉及生物医学的各个领域，它与分子生物学一样是生物医学基础研究和临床工作不可或缺的工具。

医学免疫学的教学过程分为理论教学和实验教学。理论教学和实验教学相结合对于提高课堂教学效果、加深学生理解、促进学生对理论知识的掌握具有重要的作用。实验教学作为免疫学教学的重要环节，直接影响到人才培养目标的实现，特别是在培养学生的科学态度、实践技能、创新能力方面具有重要的地位。因此，开设医学免疫学实验课程，目的不仅在于促进学生对理论知识的理解和掌握，而且更重要的是使学生在掌握系统理论知识的基础上，学习和掌握免疫学实验的基本技术和技能，培养学生观察、思考、分析和解决问题的能力以及严肃认真的科学态度和创新精神，提高学生的综合素质。

本书主要以医学类本科生为对象，同时也兼顾研究生在学习和科研工作中的需要；在内容选择上既结合本科生理论课授课内容和教学大纲的要求，也适当结合科研人员科学研究的实际需要；既体现对学生"三基"的培养，也注重拓宽学生知识面；力求让临床医学等相关专业本科生感觉实用，让研究生感觉好用，也同时让其他科研人员感觉对他们的科研工作具有很好的参考价值。

本书由柴立辉、刘峰涛担任主编，具体编写分工如下：实验一由卢锋和柴立辉共同编写；实验二前两节由王志增编写，第三节由张海龙和刘峰涛共同编写；实验三主要由王志增编写，白慧玲参与了其中第二节的编写；实验四和实验八由张海龙编写；实验五、实验六和实验七主要由魏寅祥编写，李霞和刘瑞敏参与了实验五第一节的编写，马远方参与了实验五第三节的编写。本书由柴立辉承担策划、统稿等工作。

由于理论和学术水平所限，书中难免会存在一些遗漏或者表述不够恰当的地方，还请同行和广大读者批评指正。

柴立辉

2018 年 10 月

实验一　小鼠免疫器官、组织和细胞

机体免疫系统由免疫器官和组织、免疫细胞、免疫分子组成。该系统具有识别和排除抗原性异物、维持机体内环境稳定和生理平衡的功能，是执行体液免疫和细胞免疫的物质基础。

本次实验主要观察小鼠免疫器官和组织的大体解剖学、免疫细胞的形态学特征。

一、小鼠免疫器官与组织解剖学观察

【实验目的】

通过解剖小鼠，观察小鼠的免疫器官和组织。

【实验原理】

小鼠是啮齿目中体形较小的动物，淋巴系统很发达，包括胸腺、脾脏、淋巴管、外周淋巴结及肠道派氏集合淋巴结等。本实验在带教老师指导下，解剖小鼠，观察脾脏、胸腺、淋巴结等免疫器官。

【实验材料】

(1) 动物：非免疫缺陷的健康小鼠。

(2) 试剂：3%戊巴比妥钠，75%酒精。

(3) 器材：眼科镊，眼科剪，小动物解剖台，弯盘等。

【实验步骤】

(1) 小鼠腹腔注射 3%戊巴比妥钠 0.1 mL，观察小鼠，待小鼠处于麻醉状态，脱臼处死，置于盛有 75%酒精的缸内泡 3 min。取出小鼠，仰卧位置将小鼠固定在解剖台上，使小鼠腹部朝上。

(2) 用镊子提起耻骨处皮肤，用剪刀沿正中线垂直剪开至下颌部，然后钝性分离皮肤，再把皮肤向四肢剪开。

(3) 注意观察腹壁，用剪刀沿正中线自阴部至膈肌为止剪开，观察腹腔液量及性状，观察脾脏。脾脏位于小鼠腹部左侧，胃的后方。

(4) 剪开膈肌，剪断胸骨两侧肋软骨，翻起肋骨和胸骨，观察小鼠胸腺。胸腺位于小鼠胸骨后方，胸腔前上方。

(5) 将小鼠的整个肠组织一起上翻，暴露出肠系膜，观察肠系膜中突出的结节状组织，即为肠系膜淋巴结。小心分离淋巴结(有完整的包膜，注意和脂肪组织区分)，置于弯盘中。

(6) 解剖结束，清洁实验器械和台面，按照规定存放和处理动物尸体。

【结果分析】

(1) 脾脏为最大的外周免疫器官，位置在小鼠腹腔左侧、胃的后面，呈深红色。

(2) 胸腺位于胸骨的后方、心脏的前面，把胸骨上翻可明显暴露出来，呈粉红色。

(3) 淋巴结为有被膜的外周免疫器官，肠系膜淋巴结不易与脂肪组织区分，需要仔细分辨。

【注意事项】

(1) 爱护动物，进行动物实验应按照相关要求规范操作，尽量减轻实验动物的痛苦。

(2) 处死后的动物不可随意丢弃，应按照要求放置在指定的位置。

(3) 分离获取淋巴器官和组织时要小心，尽量获得完整的器官或组织，并尽可能去除连接器官或组织的结缔组织。

二、免疫细胞的形态观察

【实验目的】

通过血涂片染色，观察小鼠外周血中主要免疫细胞的形态特征，并绘图。

【实验原理】

小鼠外周血中的免疫细胞主要包括 T 细胞、B 细胞、NK 细胞、树突状细胞(DC)、单核巨噬细胞、中性粒细胞、嗜酸性粒细胞、嗜碱性粒细胞、肥大细胞、红细胞、血小板等。这些免疫细胞在外周血中所占比例不同，形态特征也不相同。制备血涂片染色后，显微镜下可以观察到小鼠外周血中免疫细胞的形态特征，并可以进行分类计数。

【实验材料】

1. 动物

非免疫缺陷的健康小鼠。

2. 试剂

75%酒精，磷酸盐缓冲液(pH6.4～6.8)，瑞氏(Wright's)染液，香柏油，蒸馏水。

(1) pH6.4～6.8 磷酸盐缓冲液：取磷酸二氢钾(无水)0.3g，磷酸氢二钠(无水)

0.2 g,加入 800 mL 蒸馏水,搅拌溶解,调整 pH 值至 6.4～6.8,加水定容至 1000 mL。

(2) 瑞氏染液的配制(瑞氏染料粉剂 0.1 g,甲醇 60 mL):

① 将瑞氏染料粉剂 0.1 g 放入研钵内,加少量甲醇研磨。

② 将已溶解的染料倒入洁净的玻璃瓶内,向剩下未溶解的染料中再加入少量甲醇进行研磨,如此反复操作,直至全部染料溶解为止。

③ 装入玻璃瓶内密封,在室温下保存一周即可使用。

④ 新鲜配制的染料偏碱性,放置后呈酸性,染液储存时间越久,染色越好。

3. 器材

眼科镊,眼科剪,载玻片,玻片水平支架,滴管,吸水纸,蜡笔,显微镜,消毒棉球,白色带盖酒精缸。

【实验步骤】

(1) 准备洁净载玻片两张,用于推片。

(2) 制作血涂片:剪断小鼠尾巴取血或眼眦静脉取血,滴 1 滴于洁净无油脂的载玻片一端。左手持玻片,右手取边缘光滑的另一载玻片作为推片。将推片边缘置于血滴前方,向下倾斜推片与血滴接触,使血液均匀附在二玻片之间,此后以二玻片呈 30～40 度角将推片平稳地向前推至玻片另一端,即推出均匀的血膜(血膜不可过厚、过薄)(见图 1-1)。推片时角度要一致,用力应均匀。将制好的血涂片自然晾干。

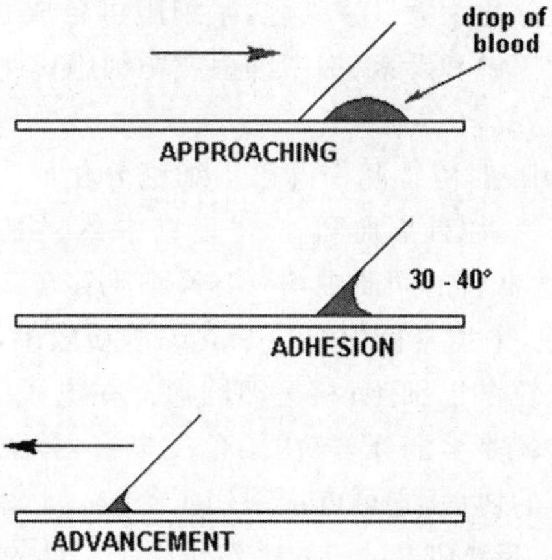

图 1-1　血涂片制作

(3) 瑞氏染色:

① 用蜡笔在血膜两端各画一道线,以免染料外溢,置血涂片于水平的支架上。

② 用小滴管将瑞氏染液滴于血涂片上,并盖满画出的血涂片部分,固定约 1 min。

③ 用小滴管再加 1.5 倍磷酸盐缓冲液,轻轻摇动,并轻吹液体使染色液与缓冲液混合均匀,静置 5～10 min。

④ 用蒸馏水冲洗(如自来水的 pH 值稳定于 7.2 左右亦可代用)。冲洗血膜时应将玻璃片持平,冲洗后斜置血涂片于空气中干燥,或用滤纸吸取水分迅速干燥,即可镜检。

(4) 白细胞分类观察:在显微镜(低倍镜)下检查血涂片及染色是否均匀,然后加一滴香柏油于血膜厚薄均匀处(一般在体尾交界处),换用油镜头,按细胞形态特征进行分类观察。

【结果分析】

(1) 血细胞分类特点:红细胞呈橘红色;中性粒细胞核为蓝紫色,颗粒呈蓝紫至紫红色;嗜酸性粒细胞颗粒呈鲜红至橘红色;嗜碱性粒细胞颗粒呈深蓝紫色;淋巴细胞核呈深蓝紫色,胞质呈天蓝色;单核细胞核呈浅紫色,胞质呈灰蓝色(见附图 1)。

(2) 各类免疫细胞特征。

T 细胞:T 细胞是由胸腺内的淋巴干细胞分化而成的,是淋巴细胞中数量最多、功能最复杂的一类细胞,占外周血中淋巴细胞总数的 75%~80%。T 细胞体积较小,胞质少,核呈圆形,常在一侧有小凹陷,染色质呈块状,较致密,故着色较深。电镜下,T 细胞表面较光滑,胞质内有丰富的游离核糖体、少量的线粒体和溶酶体。多数 T 细胞寿命较长,可存活数月至数年或更长。在抗原刺激下,T 细胞经过多次分裂增殖,形成效应性 T 细胞。效应性 T 细胞的存活期短,具有杀伤靶细胞的能力,但必须与靶细胞结合才能产生免疫效应。

B 细胞:B 细胞由骨髓中的淋巴干细胞分化而成,占外周血中淋巴细胞总数的 10%~15%,数量较少。B 细胞体积比 T 细胞略大。B 细胞的结构在光镜下与 T 细胞难以区别。在电镜下,B 细胞的特点是表面有较多微绒毛,胞质内可见少量粗面内质网,但很少见到溶酶体。B 细胞生存期一般较短,可存活数周或数月,也有寿命长达数年的。B 细胞受到抗原刺激后,增殖分化为大量浆细胞,浆细胞可合成和分泌抗体(免疫球蛋白),抗体通过与抗原结合,可发挥中和毒素、抑制细菌或靶细胞代谢、溶解靶细胞、促进巨噬细胞吞噬抗原等作用。

NK 细胞:即自然杀伤细胞,由骨髓中淋巴干细胞分化而来,占血中淋巴细胞总数的 2%~5%,在人体内分布广泛,以外周血和脾、淋巴结中 NK 细胞活性最高。在中空器官的管壁固有层和一些实质性器官的间质中均有 NK 细胞存在。在骨髓中 NK 细胞活性较低。NK 细胞是大淋巴细胞,平均直径为 12~15 μm,胞质较多,在胞质内有许多大小不等的嗜天青颗粒,故又称大颗粒淋巴细胞,核呈卵圆形。在电镜下,NK 细胞表面有短小的微绒毛,胞质内的嗜天青颗粒是溶酶体,核内染色质丰富,异染色质多在边缘。NK 细胞不需抗原激活,更不需抗体的协助,它可直接杀伤靶细胞,如杀伤被病毒感染的细胞和肿瘤细胞。NK 细胞的这种抗感染和抗肿瘤的杀伤作用是广谱的。

DC:即树突状细胞,是一类形状不规则的非单核吞噬系统细胞,特点是胞质有许多长突起呈触须状,使整个细胞的形态像一个蜘蛛。树突状细胞分散于全身的上皮组织和实质性器官,其数量不超过局部细胞总数的 1%;也可迁移到血液和淋巴,其数量不超过血液有核细胞总数的 0.1%。成熟的树突状细胞吞噬能力较弱,但细胞表面积大,且有丰富的 MHC-Ⅱ类分子,所以捕获抗原和递呈抗原的能力很强。

单核巨噬细胞:单核细胞发生于骨髓的多能干细胞,循环于血液中,穿透血管内皮进入组织内转变为巨噬细胞。单核巨噬细胞系统在体内分布广,细胞数量多,主要分布于疏松结缔组织、肝、脾、淋巴结、骨髓、脑、肺以及腹膜等处,并依其所在组织的不同而有不同的名称。单核细胞一般为圆形,直径 10~20 μm;巨噬细胞大小不等,直径 10~30 μm 或更大，常有伪足，呈多形性。单核巨噬细胞有肾形或马蹄形的核，胞质中富含溶酶体及其他各种细胞器。

中性粒细胞：占白细胞总数的50%～70%，是白细胞中数量最多的一种细胞。细胞呈球形，直径10～12 μm，核染色质呈团块状。细胞核的形态多样，有的呈腊肠状，称杆状核；有的呈分叶状，叶间有细丝相连，称分叶核。细胞核一般为2～5叶，正常人以2～3叶者居多。中性粒细胞的胞质染成粉红色，含有许多细小的淡紫色及淡红色颗粒，颗粒可分为嗜天青颗粒和特殊颗粒两种。嗜天青颗粒较少，呈紫色，约占颗粒总数的20%，光镜下着色略深，体积较大；电镜下呈圆形或椭圆形，直径0.6～0.7 μm，电子密度较高。它是一种溶酶体，含有酸性磷酸酶和过氧化物酶等，能消化分解吞噬的异物。特殊颗粒数量多，呈淡红色，约占颗粒总数的80%，颗粒较小，直径0.3～0.4 μm，呈哑铃形或椭圆形，内含碱性磷酸酶、吞噬素、溶菌酶等。吞噬素具有杀菌作用，溶菌酶能溶解细菌表面的糖蛋白。中性粒细胞具有活跃的变形运动和吞噬功能。

嗜酸性粒细胞：占白细胞总数的0.5%～3%。细胞呈球形，直径10～15 μm，核常为2叶，胞质内充满粗大（直径0.5～1.0 μm）、均匀、略带折光性的嗜酸性颗粒，染成橘红色。电镜下，颗粒多呈椭圆形，有膜包被，内含颗粒状基质和方形或长方形晶体。颗粒含有酸性磷酸酶、芳基硫酸酯酶、过氧化物酶和组胺酶等，因此它也是一种溶酶体。嗜酸性粒细胞也能做变形运动，并具有趋化性。嗜酸性粒细胞能吞噬抗原抗体复合物，释放组胺酶灭活组胺，从而减弱过敏反应。它还能借助抗体与某些寄生虫表面结合，释放颗粒内物质，杀灭寄生虫。故嗜酸性粒细胞具有抗过敏和抗寄生虫作用。

嗜碱性粒细胞：数量最少，占白细胞总数的0～1.5%。细胞呈球形，直径10～12 μm，核分叶呈S形或不规则形，着色较浅。胞质内含有嗜碱性颗粒，大小不等，分布不均，染成蓝紫色，可覆盖在核上，颗粒具有异染性，甲苯胺蓝染色呈紫红色。电镜下，嗜碱性颗粒内充满细小微粒，呈均匀状或螺纹状分布。

红细胞与血小板：红细胞直径7～8.5 μm，呈双凹圆盘状，中央较薄（1.0 μm），周缘较厚（2.0 μm），故在血涂片标本中中央染色较浅、周缘染色较深。在扫描电镜下，可清楚地显示红细胞的这种形态特点。血小板是骨髓中巨核细胞胞质脱落下来的小块，故无细胞核，表面有完整的细胞膜。血小板体积甚小，直径2～4 μm，呈双凸扁盘状；当受到机械或化学刺激时，则伸出突起，呈不规则形。在血涂片中，血小板常呈多角形，聚集成群。血小板中央部分有蓝紫色的颗粒，称颗粒区；周边部分呈均质浅蓝色，称透明区。电镜下，血小板的膜表面有糖衣，细胞内无核，但有小三管系、线粒体、微丝和微管等细胞器，以及血小板颗粒和糖原颗粒等。

【注意事项】

（1）爱护动物，规范操作，按照要求正确处理动物尸体和组织。

（2）制备血涂片，推片时角度要一致，用力应均匀。

（3）制好的血涂片室温下自然晾干，不可加热。

实验二　抗体制备

抗体在疾病的诊断、预防和治疗中都具有重要的作用，人工制备抗体大致可以分为多克隆抗体（polyclonal antibody，pAb）、单克隆抗体（monoclonal antibody，McAb/mAb）和基因工程抗体（genetic engineering antibody）。

多克隆抗体的制备大致包括三个阶段，即抗原的制备与纯化、动物免疫和抗体的分离纯化与鉴定。抗原是制备抗体的先决条件，要制备高质量的抗体，必须首先获得高纯度的抗原性物质。抗体制备的方案视抗原的性质不同而异。

单克隆抗体制备技术是通过小鼠脾细胞与骨髓瘤细胞融合成功后而建立的技术，该种融合细胞既具有脾细胞分泌特异性抗体的能力，又具有骨髓瘤细胞永生化的能力，通过传统的有限稀释法可挑选杂交瘤细胞的单克隆细胞株，进而制备出针对单一抗原表位的单克隆抗体，是第二代抗体生产技术。

单克隆抗体制备技术建立后，在生命科学理论和临床实践中得到了极为广泛的应用，尤其在疾病诊断方面，目前在人源化技术成熟后，单克隆抗体在疾病的治疗尤其是肿瘤治疗方面也发挥了重要的作用。但是传统单克隆抗体是鼠源性的，由于抗体具有免疫原性，当应用于人体疾病治疗时，人体会产生抗鼠的抗抗体，多次应用会降低抗体的效应并可能产生严重的过敏反应。另外，其在体内半衰期短，参与的抗体依赖的细胞介导的细胞毒作用和补体依赖的细胞毒作用效应弱，使其在体内的应用严重受限。随着 DNA 重组技术的发展，通过基因工程方法尽可能用人抗体替换抗体中的鼠源成分，即为基因工程抗体。基因工程抗体也称为第三代抗体，主要包括嵌合抗体、人源化抗体、完全人源抗体、单链抗体、双特异性抗体等。

本部分主要介绍多克隆抗体、单克隆抗体以及单链抗体的制备方法。

一、免免疫血清的制备和鉴定

免疫血清是机体受到抗原物质刺激后的血清，含有特异性免疫球蛋白，可直接应用于病原的诊断或感染性疾病的紧急预防和治疗，也可通过纯化血清中的免疫球蛋白来制作多种与免疫相关或不相关疾病的诊断和治疗制剂。免疫血清又称抗血清或抗体，而从抗血清中纯化的免疫球蛋白则只能称为抗体。在传统的免疫学方法中，尤其是细菌的血清学鉴定，抗血清即能满足要求，无须纯化，因为纯化的过程会造成免疫球蛋白的丢失。但在现代免疫学方法中，由于免疫标记和反应精确度的需要，必须纯化抗血清的有效成分，即获得免疫球蛋白甚至是某一类或亚类的免疫球蛋白。

【实验目的】

本实验制备抗伤寒沙门菌O抗体，要求掌握免疫血清制备的原理及方法步骤。

【实验原理】

用抗原免疫动物可诱导免疫应答，B淋巴细胞经分化增殖后形成浆细胞，并分泌特异性抗体。抗体主要存在于血清中，由免疫动物获得的血清即抗血清或称免疫血清。免疫血清的制备是一项常用的免疫学实验技术。高效价、高特异性的免疫血清可作为免疫学诊断的试剂（如用于制备免疫标记抗体等），也可供特异性免疫治疗用。实验动物对抗原免疫反应的强弱和抗原的免疫原性强弱是决定免疫血清的效价高低的主要因素。如以免疫原性强的抗原刺激高应答性的机体，常可获得高效价的免疫血清，而使用免疫原性弱的抗原免疫时，则需同时加用免疫佐剂以增强抗原的免疫效果。免疫血清的特异性主要取决于抗原的纯度。因此，纯化抗原成了获得高效价及特异性免疫血清的第一步骤。此外，免疫方案包括抗原的剂量、免疫途径、免疫次数以及注射抗原的间隔时间等，也是影响免疫血清效价的重要因素。

【实验材料】

1. 动物

健康新西兰大白兔。

2. 抗原与佐剂

(1) 细菌菌种（伤寒沙门菌O901）。

(2) 弗氏不完全佐剂：称取羊毛脂5 g，逐滴加入液状石蜡20 mL（羊毛脂：液状石蜡可为1：1～1：4），高压灭菌后4 ℃保存备用。

(3) 弗氏完全佐剂：于不完全佐剂中加入卡介苗2～20 mg/mL，研钵中研磨乳化后即为完全佐剂，于冰箱中保存备用。

3. 器械与设备

剪刀、镊子、注射器、研钵、试管等器材和冰箱、离心机等仪器。

4. 其他试剂与溶液

生理盐水、甘油、防腐剂（0.02%叠氮钠或0.01%硫柳汞）等，其他溶液如下。

(1) 磷酸盐缓冲液（0.01 M PBS，pH 7.4）：称取 NaCl 8.0 g，$Na_2HPO_4 \cdot 12H_2O$ 2.9 g，$NaH_2PO_4 \cdot 2H_2O$ 0.3 g，用800 mL ddH_2O 溶解并用 ddH_2O 定容至1 L，高压灭菌20 min，4 ℃保存备用。

(2) 碳酸盐包被缓冲液（0.05 M CBS，pH 9.6）：称取 $Na_2CO_3 \cdot 10H_2O$ 4.29 g，$NaHCO_3$ 2.93 g 溶于1 L ddH_2O 中，高压蒸汽灭菌，4 ℃保存备用。

(3) 洗涤缓冲液（PBST）：0.01 M pH 7.4 的 PBS 中加入终浓度0.05%的 Tween-20。

(4) 封闭液：称取 NaCl 4.0 g，$Na_2HPO_4 \cdot 12H_2O$ 0.757 g，$NaH_2PO_4 \cdot 2H_2O$ 0.114 g，用400 mL ddH_2O 溶解并用 ddH_2O 定容至500 mL，加入终浓度0.05%的

Tween-20，高压灭菌 20 min，4 ℃保存备用，使用前加入终浓度 1%的 BSA。

(5) 二抗稀释液：称取 NaCl 3.66 g，$Na_2HPO_4 \cdot 12H_2O$ 0.309 g，$NaH_2PO_4 \cdot 2H_2O$ 0.039 g，用 200 mL ddH_2O 溶解并用 ddH_2O 定容至 250 mL，加入终浓度 0.25%的 Tween-20，高压灭菌 20 min，4 ℃保存备用。

(6) 显色液：TMB(Sigma 单组分 TMB)。

(7) 终止液(2 M，H_2SO_4)：11.1 mL 98%的浓硫酸＋88.9 mL ddH_2O。

(8) TBS 缓冲液：6.06 g Tris(50 mM)、8.87 g NaCl(150 mM)以及 0.5 g 叠氮化钠(0.05%)溶于 1 L 蒸馏水中，并用 HCl 调节 pH 值至 7.4。

(9) 中和缓冲溶液：121.2 g Tris(1 M)、87.8 g NaCl(1.5 M)、0.37 g EDTA(1 mM)及 5 g 叠氮化钠(0.5%)溶于 1 L 蒸馏水中，并用 HCl 调节 pH 值至 8.0。

(10) 洗脱缓冲溶液(pH 2.7)：3.75 g 甘氨酸(50 mM)溶解于 1 L 蒸馏水中，并用 HCl 调节 pH 值至 2.7。

【实验步骤】

1. 免疫前/后采血

准备两个采血针头，在助手协助下固定兔子，用手指轻弹其耳根部使血管充盈，采用乙醇消毒后，将采血针头插入耳部血管中，然后血液顺着针管一滴滴流出，用离心管收集所需血液量后退出针头，并用干棉球按压止血。每次取血量 1～5 mL，饲养一段时间后可反复取血。将离心管室温放置 30 min，然后 3000 rpm 离心 10 min，收集上清后分装置于－80 ℃冰箱保存备用。

2. 伤寒沙门菌 O 抗原的制备

经革兰染色做细菌纯度鉴定的伤寒沙门菌 O901，密集划线接种于普通琼脂平板(若需大量制备，可接种于用柯氏瓶制备的琼脂培养基)，37 ℃培养 24～48 h 后，用生理盐水将细菌菌苔洗于清洁、无菌的三角烧瓶中，置 60 ℃水浴或隔水煮沸 1 h 以破坏细菌的鞭毛，用滤纸过滤(大量制备时)或移入离心管 4000 rpm 离心 10～20 min(少量时)。将滤过的菌液少量接种于琼脂平板进行无菌试验(37 ℃，24 h)，确定无菌后用生理盐水调整菌液浓度至 10^9 个/mL，此为细菌 O 抗原，置 4 ℃保存备用。若制备鞭毛抗原，则可用含有 5%石炭酸(苯酚)的生理盐水洗下琼脂平板上的菌苔，37 ℃温育 48 h 后做无菌试验，滤过后用生理盐水配成一定浓度。

3. 抗原与佐剂的乳化

将伤寒沙门菌 O 抗原溶液(2 mg/mL)与等体积的佐剂混合，用组织匀浆仪匀浆 2 min，或取抗原液加等量的佐剂，用两个注射器(通过一细塑料管连接)来回抽吸，使之成为油包水的完全乳化的乳状液。取一小滴乳状液，使其落到冰水表面，如乳状液呈团状漂浮在冰水上不分散，则已完全乳化；如液滴分散，则继续混合乳化至完全乳化。

4. 免疫家兔

(1) 对新西兰大白兔采用背部脊柱旁多点皮下注射的方法免疫，每只注射约 1 mL(一般不超过 2 mL)，抗原含量为 0.1～1 mg(一般以 400 μg 为宜)，初次免疫使用弗氏完全佐剂，之后均使用弗氏不完全佐剂。

(2) 注射前排尽注射器内空气后捏起兔子皮肤，按针头与皮肤呈 15°角进针，进针深度以 1～2 cm 为宜，不宜刺入肌肉。

(3) 首次免疫后每 14 天免疫 1 次(以弗氏不完全佐剂取代弗氏完全佐剂，其余同上)。免疫接种 3～4 次，从第二次免疫后开始，每次免疫后的第 7～10 天，从兔耳静脉采血测定抗体效价，直至获得理想的抗体效价，制备相应的兔抗血清。

5. 抗血清采集

采集免疫血清前，要预先测定抗体效价，若效价达到要求，应在末次免疫后一周时采血，否则抗体效价会下降。采血有颈动脉采血法、心脏采血法，采血时请注意无菌操作。

(1) 颈动脉采血：将兔固定于兔台，使之仰卧，剪去颈部兔毛，切开皮肤，分离暴露颈动脉，用止血钳夹住近心端，将后接塑料管的注射针头插入颈动脉，扎紧固定，松开止血钳放血。

(2) 心脏采血：将兔仰卧固定于兔台，用手触及兔左胸心跳最明显部位，插入注射器直接抽取血液。

(3) 收集的血液可放入玻璃平皿中，置室温 1 h 左右，待血液凝固后置 4 ℃过夜。将血清移入离心管中，3000 rpm 离心 10 min。收取血清，分装，贮存于－40 ℃以下，或冻干后 4 ℃保存。

6. 抗血清效价检测

用间接 ELISA 检测血清抗体效价，同时设阴性和空白对照。经 3～4 次免疫，血清中抗体效价检测达到 100 万以上后，可以对兔子进行终放血及抗体的纯化。

间接 ELISA 具体操作如下。

(1) 包被：将包被抗原用包被缓冲液从 10 μg/mL 开始倍比稀释，每孔 100 μL，于 4 ℃过夜。

(2) 洗涤：将板内溶液甩出，拍干，并用 PBST 清洗 4 次，每孔 250 μL，每次 1 min。

(3) 封闭：甩去洗液并于不掉纤维的吸水纸上拍干，然后每孔加入 250 μL 封闭液(临用前加入 BSA 使终浓度为 1%)，37 ℃温箱中孵育 2 h。

(4) 加样：甩出封闭液，拍干，将收集的抗血清从 1∶500 开始稀释，直到 $1:10^6$，并加入不同稀释度的包被孔中，每孔 100 μL，37 ℃温箱中反应 1 h；PBST 清洗 5 次，每孔 250 μL，1 min/次；每孔加入 100 μL 的 HRP 标记的羊抗兔 IgG(1∶5000 稀释)，37 ℃温箱中孵育 1 h。

(5) 显色：取出酶标板，重复第(2)步进行洗涤，然后每孔加入 100 μL 的 TMB 底物(Sigma 单组分 TMB)，室温避光反应 15 min。

(6) 终止和测值：加入终止液，每孔 50 μL，终止显色反应，然后用酶标仪测定各孔的 OD_{450} 值。

(7) 结果判读：以测定的 OD_{450} 值大于或等于阴性孔的 2.1 倍(即 P/N≥2.1)判定为阳性，对应抗血清最高稀释倍数且为阳性即为该抗血清的效价。

7. 抗血清的纯化

纯化抗体的方法很多，如利用抗体的疏水性质可以用疏水层析分离，利用其等电点较一般蛋白质高可以用阳离子交换层析，但是最常用和最有效的是利用抗体的 Fc 段跟蛋白

A(protein A)或蛋白 G(protein G)结合的特性进行一步分离。因此，本部分主要介绍用蛋白 A 或蛋白 G 亲和层析法纯化抗体的技术。在用亲和层析法纯化抗体之前，由于来源于腹水和血清的抗体含有较多的脂类物质，因此尚不能直接用亲和层析法进行纯化，需要对样品进行预处理去除脂类物质，而来源于细胞培养上清的抗体经过高速离心后就可以用于亲和层析法纯化。

(1) 样品的预处理。

腹水和血清来源的样品中含有较多的脂类物质，尤其腹水来源的抗体甚至含有液状石蜡，如果不去除，就会堵塞层析柱。去除的方法很多，常用的有沉淀法和过滤法。常用的沉淀剂有硫酸铵(SAS)、辛酸和聚乙二醇(PEG)等，而过滤法常用的有玻璃棉和 0.45 μm 的滤器。因血清含有的脂类物质相对少，故常用玻璃棉过滤去除；而腹水中的脂类物质相对较多、较杂，一般是用硫酸铵沉淀的办法去除，当然也可以用 PEG 等试剂沉淀蛋白质，但是由于硫酸铵沉淀法方法简单，对抗体活性影响小，甚至可以起到稳定蛋白质结构的作用，因此最为常用。下面重点介绍硫酸铵沉淀法。

① 腹水或血清通常需先用玻璃棉过滤，去除脂类物质，再离心；4 ℃或室温下 10 000 g 离心 10 min，轻轻倒出上清，弃去含膜和细胞碎片的沉淀；向上清中加入等量的 PBS，混匀。

② SAS 沉淀：边搅拌边慢慢在离心上清中一滴一滴加入 0.5 倍样品体积的 SAS，使终浓度为 33%(体积比)，室温静置 1～2 h 或 4 ℃静置过夜，保证使目的蛋白沉淀。

③ 室温下 10 000 g 离心 10 min，轻轻倒去上清。

④ 透析：用最小体积的 PBS 溶解沉淀并转移到透析袋中，于 4 ℃在至少 20 倍体积的 PBS 中透析过夜，更换透析液 2 或 3 次，直到透析液中没有硫酸铵(加一滴 1% $BaCl_2$ 到透析液中，没有沉淀出现即可)。

⑤ 收集透析物，测定蛋白质浓度，分装后于 4 ℃保存。粗提的抗体可直接应用(酶标记等)，亦可进一步纯化。

(2) 蛋白 A 交联琼脂糖凝胶亲和层析法纯化抗体。

蛋白 A 是从金黄色葡萄球菌(staphylococcus aureus)中获得的，现已知在 pH 中性或碱性条件下可与多种哺乳动物的 IgG(IgG3 除外)和某些 IgM 和 IgA 重链的 Fc 片段相结合，在酸性条件下又可以解离。交联 sepharose CL-4B 是在 4B 琼脂糖微球的基础上通过交联使微球的刚性增强，理化性能提高，该介质能用于生物大分子的凝胶层析，将蛋白 A 与 sepharose CL-4B 固相载体相连，这种凝胶装填柱床后可以分离和纯化不同类型、不同亚类型类抗体。

① 准备蛋白 A sepharose CL-4B 亲和柱：准备 5 mL 或 10 mL 蛋白 A sepharose CL-4B 填料，在真空瓶中将等体积的填料和 TBS 缓冲溶液混合，搅拌均匀。抽真空约 15 min 去除填料中的气泡，否则在柱中形成的气泡会影响亲和柱的容量和分离效果。将蛋白 A sepharose CL-4B 填料缓缓加入玻璃柱中，利用泵控制填充速度为 1～2 mL/min，避免柱干，利用 10 倍于柱床体积并经过预冷的 TBS 缓冲溶液平衡亲和柱。

② 制备抗血清：将抗血清放入冰水或者 4 ℃冰箱中缓慢解冻以避免蛋白质聚集，在蛋白质解冻过程中出现的聚集可通过 37 ℃预热而溶解。加入固体叠氮化钠至浓度为

0.05%,4 ℃,15 000 g 离心 5 min,移出澄清的抗血清再经过滤器过滤除去多余的脂。

③ 上样:将抗血清用 TBS 缓冲溶液以 1∶5 的比例进行稀释,再用过滤器进行过滤。以 0.5 mL/min 的速度将抗血清加到亲和柱上,为保证抗血清与填料的结合,需连续上柱 2 次并保留上样穿透液。

④ 洗涤:用 TBS 缓冲溶液清洗亲和柱,至少 3 倍柱体积,以除去亲和柱中未被蛋白 A sepharose CL-4B 捕获的杂蛋白。

⑤ 洗脱:当 $A_{\lambda 280\ nm}$<0.008 时,可加入 pH 2.7 的洗脱缓冲溶液,以 0.5 mL/min 的速度充分洗脱至所有蛋白均流下来。

⑥ 收集:用已经加入 100 μL 中和缓冲液的 1.5 mL EP 管根据洗脱峰分管收集洗脱液,混匀后检查洗脱液的 pH 值,如果低于 7,可利用中和缓冲液调至 7.4,以防止抗体变性。

⑦ 再生:在柱中加入 10 mL pH 1.9 的洗脱缓冲溶液,按上述方法收集洗脱液至 $A_{\lambda 280\ nm}$<0.008。

⑧ 保存:用 10 倍柱体积含有 20%乙醇的 TBS 缓冲液洗涤再生后的蛋白 A sepharose CL-4B 亲和层析柱,流速为 1 mL/min。结束后,关闭亲和柱,使填料全部浸泡在 20%乙醇的缓冲液中,4 ℃保存。

(3) 透析。

合并含目的蛋白的组分,加入透析袋,用含或不含 0.02% NaN_3 的 1 L PBS(pH 7.3)透析,期间更换 2 或 3 次透析液。收集透析物,测定蛋白质浓度,分装后于 4 ℃保存。

(4) 利用 SDS-PAGE 进行纯度初步鉴定,并利用间接 ELISA 检测抗体滴度,用 western blot 检测结合活性。

【结果分析】

用抗原免疫动物后获得的抗血清,效价可用上述相应试验判断(与 ELISA 判定阴阳性方法相同);其特异性则可通过双扩、免疫电泳或交叉凝集试验进行考察。此外,抗血清的外观应该为澄清的,力求无溶血、无血液有形成分残留和无细菌等微生物污染。

【注意事项】

(1) 动物的选择:免疫血清的制备多选用家兔为免疫对象,若是大量制备或二抗种属特异性的需要,也可选用羊或马。应用的动物必须健康,且以雄性为佳。为了避免个体差异,每种抗原最好免疫 3 只以上动物。

(2) 抗原的准备:全血清抗原应该选择 3 人以上混合血清,以避免个体差异性;血清应新鲜,以保持血清中各成分的活性。在细菌性抗原制备过程中,应严格无菌操作,保证其纯度和避免对实验者的感染。

(3) 佐剂的准备与使用:佐剂应用于可溶性抗原的免疫,颗粒性抗原的免疫无须佐剂。佐剂与抗原混合研磨时,应充分乳化,否则难以达到预期的免疫效果。在使用佐剂-抗原时,若难以吸入注射器,则可将装有佐剂的容器置热水上加热,并选用较粗的注射针头。注射完毕后,剩余佐剂-抗原置 4 ℃保存。

(4) 免疫程序并非固定不变：一般而言，不与佐剂一同免疫的抗原，免疫间隔时间较短，可每隔 2～3 天免疫一次；由于佐剂具有缓释作用，与佐剂一起免疫的抗原可隔 1～2 周。无论有无佐剂，都在最后一次免疫一周后采取血清。加强免疫的剂量一般为首次剂量的 1/5～2/5。若需制备高度特异性的抗血清，则可选用小剂量抗原短程免疫；若欲得到高效价的抗血清，则宜采用大剂量抗原长程免疫。由于免疫期限及间隔时间较长，因此要注意脱敏，尤其在进行静脉免疫时。脱敏的原则是少量、多次注射抗原，例如，在静脉注入抗原前，先将抗原少量注入腹腔，1 h 后再作缓慢静脉注射。

二、单克隆抗体的制备

单克隆抗体是由单一 B 细胞克隆产生的高度均一、仅针对某一特定抗原表位的抗体。1975 年 Kohler 和 Milstein 首先报道，用细胞杂交技术，使经绵羊红细胞(SRBC)免疫的小鼠的脾细胞，与小鼠的骨髓瘤细胞融合，并由此创建了第一个 B 细胞杂交瘤细胞株，获得了抗 SRBC 的单克隆抗体。采用杂交瘤技术所制备的单克隆抗体纯度高、特异性强、重复性好，且能持续无限量供应。

单克隆技术自问世以来，在医学、农业、食品、环境等众多领域得到了极为广泛的应用。随着生物技术的发展，单克隆抗体经历了几个主要的发展阶段：鼠源单抗，鼠/人嵌合单抗，人源化单抗，全人源单抗。鼠源性蛋白的成分正在逐渐降低乃至为 0。随着单克隆人源化程度的提高、副作用的减少和疗效的增强，单克隆抗体药物具有广阔的发展前景。

【实验目的】

本实验制备抗鸡卵清蛋白(OVA)单克隆抗体，要求掌握单克隆抗体制备的原理及方法步骤。

【实验原理】

利用杂交瘤技术制备单克隆抗体的原理：在聚乙二醇的促融作用下，将分泌预定抗体的 B 淋巴细胞同具有无限繁殖能力的骨髓瘤细胞融合成为杂交瘤细胞，这种杂交瘤细胞获得了双亲本的特性，既分泌预定抗体，又能无限繁殖。然而在细胞融合的过程中，除了形成杂交瘤细胞外，还可能存在 B 淋巴细胞与 B 淋巴细胞、骨髓瘤细胞与骨髓瘤细胞形成的融合细胞以及未融合的亲代细胞。在这些细胞中，脾脏细胞体外培养 10 天左右会自行衰亡，对杂交瘤细胞生长无影响；而未融合的骨髓瘤细胞或其自身融合物，由于生长速度快，往往会抑制已融合的杂交瘤细胞生长。因此，必须进行选择培养，通常采用的是 HAT 培养系统。HAT 培养基中含有次黄嘌呤(H)、氨基蝶呤(A)和胸腺嘧啶(T)三种成分。细胞的 DNA 合成有内源性途径(主要途径)和外源性途径(旁路途径)两种方式。内源性途径就是利用谷氨酰胺或单磷酸尿苷酸在二氢叶酸还原酶的催化下来合成 DNA，而外源性途径则是利用次黄嘌呤或胸腺嘧啶在次嘌呤鸟嘌呤磷酸核糖转移酶(HGPRT)

或胸腺嘧啶激酶(TK)的催化下来补救合成DNA。HAT培养基中氨基蝶呤是二氢叶酸还原酶的抑制剂,能有效地阻断DNA合成的内源性途径。B淋巴细胞具有HGPRT和TK两种酶,因此在内源性途径被阻断后仍能利用HAT培养基中的次黄嘌呤和胸腺嘧啶来合成DNA,可在HAT培养基中存活,但B淋巴细胞是正常细胞,故不能长期存活。杂交瘤技术中所使用的SP2/0-Ag14骨髓瘤细胞为HGPRT-TK缺陷型,缺乏HGPRT酶和TK酶,在内源性途径被阻断后不能进行DNA的外源性合成,故不能在HAT培养基中存活。杂交瘤细胞由于继承了B淋巴细胞和骨髓瘤细胞的双重特性,能够合成HGPRT酶和TK酶,故能在HAT培养基中长期存活。因此,将融合后的混合细胞在HAT培养基中培养两周后,只有杂交瘤细胞能存活下来,成为制造单克隆抗体的细胞源。

【实验材料】

1. 抗原与免疫对象

鸡卵清蛋白(OVA),BALB/c小鼠。

2. 药品与试剂

二甲基亚砜(分析纯)、PEG4000、8-杂氮鸟嘌呤、牛血清白蛋白、弗氏完全佐剂、弗氏不完全佐剂、RPMI-1640培养基、HAT母液、HT母液、胎牛血清、新生牛血清、小鼠亚类鉴定ELISA试剂盒、羟基磷灰石、葡萄球菌蛋白A吸附Separode 4 fast flow、Tween-20、羊抗鼠IgG、HRP-羊抗鼠IgG。

3. 主要实验仪器和耗材

医用工作台,细胞培养箱,倒置显微镜,酶标仪,紫外分光光度计,低速离心机,恒温水浴锅,恒温磁力搅拌器,蒸汽灭菌锅,液氮罐,96孔、24孔细胞板,蛋白纯化系统。

4. 细胞培养相关溶液

(1) 双抗的制备:无菌条件下,将2支100万单位的链霉素和3支160万单位的青霉素用120 mL生理盐水充分溶解,分装冻存于-20 ℃;使用浓度为1%。

(2) RPMI-1640基础培养基:RPMI-1640粉剂10.4 g,用少量纯水溶解转移到2 L烧杯中,加入2.0 g $NaHCO_3$ 和0.11 g $C_3H_3NaO_3$,定容至100 mL,混匀;过滤除菌、分装、标记,4 ℃保存备用。

(3) RPMI-1640完全培养基:在RPMI-1640基础培养基中加入胎牛血清或新生牛血清,至终浓度为15%或10%,然后再加入双抗至终浓度为1%即可。

(4) 8-杂氮鸟嘌呤培养基:不完全RPMI-1640培养液溶解8-杂氮鸟嘌呤,使其使用浓度为20 μg/mL,过滤除菌,分装,冻存于-20 ℃。

(5) HT培养基:在RPMI-1640基础培养基中加入15%的胎牛血清和100×的HT母液即可。

(6) HAT培养基:在RPMI-1640基础培养基中加入15%的胎牛血清和50×的HAT母液即可。

(7) 细胞冻存液:40%小牛血清+50% RPMI-1640基础培养基+10% DMSO。

(8) 细胞融合试剂:PEG4000,高压蒸汽灭菌20 min,冷却至50~60 ℃,加入等体积

37 ℃预温的不完全 RPMI-1640 培养基，混匀，即成 50% PEG4000 溶液，无菌分装，−20 ℃保存备用。

5. ELISA 相关试剂、溶液（见实验三）

磷酸盐缓冲液（0.01 M PBS，pH 7.4）、碳酸盐包被缓冲液（0.05 M CBS，pH 9.6）、洗涤缓冲液（PBST）、封闭液、二抗稀释液、终止液（2 M，H_2SO_4）同上一个实验“兔免疫血清的制备和鉴定”。

显色液 A：称取 $Na_2HPO_4 \cdot 12H_2O$ 3.69 g，柠檬酸 1.02 g，溶于 100 mL 去离子水中，高压灭菌。冷却后加入 30%的 H_2O_2 使其终浓度为 0.1%。

显色液 B：称取柠檬酸 0.105 g，EDTA · Na_2 0.019 g，溶于 100 mL 纯水中，高压灭菌后冷却。避光称取 3,3,5,5-四甲基联苯胺 0.025 g 加入 0.8 mL DMSO 中沸水浴。待其溶解后加入上述已灭菌的溶液中，最后加甘油 20 mL，避光分装。

6. 抗体提纯相关溶液

（1）TBS 缓冲溶液、中和缓冲溶液、洗脱缓冲溶液（pH 2.7）同上一个实验“兔免疫血清的制备和鉴定”。

（2）洗脱缓冲溶液（pH 1.9）：将 3.75 g 甘氨酸（50 mM）溶解于 1 L 蒸馏水中，用 HCl 调节 pH 值至 1.9。

（3）200 mM 磷酸盐缓冲液（PBS）（pH 8.0）：称取 $NaH_2PO_4 \cdot 2H_2O$ 33.72 g，$Na_2HPO_4 \cdot 12H_2O$ 3.80 g，定溶至 1 L。

7. 染色体分析相关试剂

（1）秋水仙素（100×）：称取 1 mg 秋水仙素，溶于 100 mL 超纯水中；过滤除菌，分装于−20 ℃保存备用。

（2）低渗液：称取 0.559 g KCl，溶于 1 L 纯水中，4 ℃保存备用。

（3）固定液 A：3 份甲醇与 1 份冰醋酸混匀即可。

（4）固定液 B：甲醇与冰醋酸等体积混匀即可。

（5）Giemsa 染液：称取 Giemsa 粉剂 0.25 g，加几滴甘油研磨，再加入甘油使其加入的总量为 16.5 mL，55～60 ℃保温 2 h，最后加甲醇 16.5 mL，混匀，于棕色瓶内保存，即为母液；使用前 10 倍稀释。

【实验步骤】

1. 抗原的制备

用于制备单克隆抗体的抗原纯度越高，单抗制备实验的成功率越高，一般来说抗原可以是蛋白（天然蛋白或重组蛋白、多肽、小分子等，本实验利用鸡卵清蛋白进行免疫）。

（1）纯化的天然蛋白质：由于天然的蛋白存在修饰，而且结构比较复杂（除了线性表位还有结构表位），因此天然的蛋白质是很好的抗原。但是天然的蛋白很难达到较高的纯度，而且只适合在机体细胞内表达量比较高的蛋白。

（2）纯化的重组蛋白：相对于天然蛋白来说，重组蛋白比较容易获得较高的纯度，而且鉴定也比较方便，整个生产过程更容易掌握。值得注意的是，为了纯化的方便，重组蛋白通常需要带一段标签（如 GST、6× His、Myc、MBP、Flag、Fc 等），在免疫动物体内通常会产生这些标签的抗体，在后面的纯化过程中需要去除针对标签的抗体，比如说可以使用对应的另一种标签的重组蛋白纯化抗体，或者先用纯标签蛋白吸附去血清中的标签抗体，然后再用重组蛋白纯化目的抗体。6×His 这个标签比较小，而且免疫原性弱，因此由它产生的抗体几乎可以忽略，如果用它作为重组蛋白标签就不需要考虑去除由标签产生的抗体。但是需要注意的是，重组蛋白因为不存在修饰，也不存在高级结构，因此最终生产出来的抗体可能无法识别天然蛋白。

（3）人工合成多肽：很多蛋白属于家族蛋白，而这些家族内的蛋白相似度都很高，以 Actin（肌动蛋白）家族来说，alpha-actin、beta-actin、gamma-actin 之间的相似度都很高，相互之间只相差几个氨基酸。另外，不同物种之间的 Actin 同源性也极高，此时如果用对应的天然蛋白或者重组蛋白免疫动物往往不能产生出抗体，或者产生的抗体可以同时识别这三种肌动蛋白，最好的解决办法就是人工合成它们之间不相同的区域作为抗原进行免疫。如果分子太小是很难引起机体发生免疫反应的，所以合成好多肽后还需要将多肽连在一个大的载体上以增强其免疫原性，常用的载体有 BSA（牛血清白蛋白），RSA（兔血清白蛋白），HSA（人血清白蛋白），OVA（卵清蛋白），GST（谷胱甘肽 S 转移酶），KLH（keyhole limpet hemocyanin，钥孔血蓝蛋白），MAP（多价抗原肽，主要指多聚 Lys）。设计抗原时还需要注意以下几点。

① 序列上的外源性：设计的多肽序列不能在被免疫的动物体内存在相同的序列，否则多肽的部分很难引起免疫反应。关于同源性，可以用 Blast 搜索查询。

② 亲水性：蛋白质总是倾向于将亲水部分暴露在外而将疏水部分隐藏在内部，因此设计的多肽应该尽量亲水以便更好地引发免疫反应。

③ N 端与 C 端的选择：一般来说末端的肽段比中间的肽段好（暴露充分），对于膜蛋白来说，C 端疏水性比较强，宜选择 N 端。氨基酸的各类序列中不能含有太多的 Pro（脯氨酸），一般可以含有 1～2 个 Pro。另外，尽量包含 MHC-Ⅱ类分子偏好的氨基酸 Asp、Tyr、Phe，同时避免容易发生糖基化和磷酸化的位点的氨基酸。为了偶联载体，通常需要多加一个氨基酸作为“桥”，目前用得比较多的是 Cys，它应该加在对产生抗体不重要的那一端。

④ 多肽的长度：为了能够达到一个表位的跨度，设计的多肽不能少于 6 个氨基酸，通常的要求是 8～20 个氨基酸，若设计的多肽太长则可能会形成二级结构，同时合成多肽的成本也比较高。

（4）小分子物质：分子量一般不超过 1000 Da，小于 300 Da 的分子很难获得亲和力高的抗体。含有芳香环的小分子更容易引起免疫反应，但是和人工合成的肽一样，小分子药物也属于半抗原，也需要连接载体才能够进行动物免疫。关于小分子连接载体的理论，和多肽连接载体的原理基本一样，值得注意的是，连接载体的时候要注意主要官能团不能参与偶联或被隐藏。

2. *免疫动物*

通常，根据所用的骨髓瘤细胞可选用小鼠或大鼠作为免疫动物。所有的供杂交瘤技术用的小鼠骨髓瘤细胞均来源于 BALB/c 小鼠，所有的大鼠骨髓瘤细胞都来源于 LOU/c 大鼠，所以一般的杂交瘤生产都是用这两种纯系动物作为免疫动物。就小鼠而言，一般选用 6～8 周龄雌性 BALB/c 小鼠。

取 6～8 周龄体重为 18～20 g 的 BALB/c 小鼠，将 OVA 与等体积弗氏完全佐剂充分混合并乳化，经腋窝、腹股沟皮下、多点注射，每只注射剂量为 100 μg。然后每间隔 2 周，加强免疫 1 次，共计 3 次。加强免疫所用的抗原为同等剂量的抗原和等体积弗氏不完全佐剂的混合物。最后一次加强免疫 1 周后，断尾采集小鼠血，测定抗体免疫效价。使用间接 ELISA 法测定小鼠血清中抗体的效价。对效价高的小鼠，经尾静脉冲击免疫 1 次，3 天后取其脾细胞进行细胞融合，同时眼部取血，离心分离血清备用。

3. 细胞融合及杂交瘤细胞的培养

(1) 骨髓瘤细胞应和免疫动物属于同一品系，这样杂交瘤融合效率高。骨髓瘤细胞以悬浮或半贴壁的方式生长，不需要用胰酶消化，直接用吸管吹打即可使细胞分散；传代培养，通常要保持细胞处在对数生长期，每 3～5 天传代一次，保证细胞生长最大密度不要超过 $5\times10^5\sim1\times10^6$ 个/mL。

骨髓瘤细胞需要在融合前提前复苏，并培养一段时间以恢复稳定性。将之前冻存的 SP 2/0 细胞小心地从液氮罐中取出，将细胞迅速放置于 37 ℃的水浴锅中，数分钟后，待细胞完全融化，在生物安全柜中吸出全部的细胞到一个干净的 EP 管中，2000 rpm 离心 5 min，小心弃净离心后的上清。需提前配制含有 20% FBS 的 RPMI-1640 培养液，并加入 1%剂量的双抗。配制完成后将细胞全部吸出，同培养液一起加入到小细胞培养瓶中，放在培养箱里正常培养。SP 2/0 最好能培养三代以上，这样细胞具有一定的稳定性，融合时应该选择密度较大、细胞形态较好且处于对数生长期的 SP 2/0 细胞。

(2) 饲养层细胞的制备：在组织培养中，单个或少数分散的细胞不易生长繁殖，若加入其他细胞，则可使这些细胞生长繁殖，加入的这种细胞称为饲养细胞。由于大量的骨髓瘤细胞与脾细胞相继死亡，此时单个或少数分散的杂交瘤细胞不易存活，通常加入饲养层细胞使其繁殖。融合前一天制备饲养层细胞，选取一只健康的 6～8 周龄的 BALB/c 阴性鼠作为对照鼠，收集血液样本作为后续试验的阴性对照血清，然后将小鼠脱颈处死，放置于 75%的酒精中浸泡，对表面进行消毒。在生物安全柜中无菌分离小鼠腹部皮肤，暴露腹腔，用一次性注射器向腹腔内注入 HAT 培养液，轻轻揉搓腹部，尽量避开脂肪，缓慢回收培养液，按照 1000 rpm 的转速将洗出液离心 10 min，弃去上清，用 HAT 培养液稀释沉淀细胞后，再加入到 96 孔细胞培养板中培养。

(3) 脾细胞的制备：

① 融合当日，将加强免疫 3 天后的小鼠取出，摘掉小鼠眼球，收集从眼球采出的血液于 EP 管中作为阳性血清对照，然后将小鼠脱颈处死，放置于 75%酒精中充分浸泡，对表面消毒 10 min。

② 在生物安全柜中将小鼠固定在解剖台上，使小鼠的腹部向上，四肢摊开。取一个无菌的剪刀，沿着中线从腹部下方将小鼠腹部的皮肤剪开，使其腹腔暴露出来，之后用一只无菌的镊子小心地从腹腔中取出小鼠的脾脏，在取出脾脏的过程中要注意不要碰到其他的污染部位。

③ 将脾脏放在平皿上，用不含血清的培养液对其表面进行清洗，小心地除去脾脏上的结缔组织和脂肪等杂物。

④ 把脾脏用无菌注射器针头扎几个孔，然后吸取 RPMI-1640 培养液，从脾脏的一端插入，另一端缓慢吹出，反复多次，直至脾脏颜色变白。

⑤ 将上一步中收集到的细胞悬液移至新的 50 mL 离心管中，1000 rpm 离心 5 min。

⑥ 弃上清，用 RPMI-1640 将其重悬，备用。

(4) 细胞融合：

① 将 SP2/0 细胞与脾细胞按照比例 1∶5～1∶10 混合，充分混匀后移至 50 mL 离心管中，1000 rpm 离心 5 min，小心弃去离心后的上清，用移液器吸净液体残留，之后用不含血清的 RPMI-1640 培养液清洗一次。

② 将离心管振荡混匀，使两种细胞充分混匀而不存在团块。

③ 左手持离心管，右手持移液枪，在 45 s 内均匀加入 1 mL PEG，边加边轻轻晃动离心管，PEG 需在 37 ℃水浴锅中预温，之后于 37 ℃静置 45 s。

④ 一分钟内均匀加入 1 mL 已经 37 ℃预温的 RPMI-1640 培养液，之后的一分钟再次均匀加入 1 mL RPMI-1640 培养液。

⑤ 每一分钟加入 5 mL RPMI-1640 培养液，直到加至 30 mL。

⑥ 离心管 1000 rpm 离心 5 min，之后轻轻弃掉离心后的上清液。

⑦ 配制 100 mL 含有 HAT 和 20%血清的 1640 培养液，吸取少量培养液轻轻将细胞沉淀吹起。

⑧ 将细胞悬液倒入一个干净的平皿中并充分混匀，使用排枪进行加样，将所有的细胞培养液都加到一个 96 孔细胞培养板中，每个孔加 100 μL，然后将 96 孔板放置到细胞培养箱中进行培养。

4. 杂交瘤细胞的筛选

观察融合细胞的生长状况，培养 6 天左右时，可见成团分布的融合细胞群落，此时细胞增长很快。在细胞融合之后大约一周的时候，改用 HAT 培养基进行半换液，先用排枪在每孔吸出一半培养液，随后加入等量的含有 20%血清、1%双抗的 HAT 培养液。继续培养杂交瘤细胞，当其长满培养孔底面的 1/3～1/2 时，利用间接 ELISA 法检测杂交瘤细胞培养上清来筛选阳性细胞株。间接 ELISA 检测方法的建立如下。

(1) 用矩阵的方法找出最适抗原包被量、抗体稀释的倍数，包被所用到的抗原为 OVA。

(2) 配制包被液并稀释抗原，加到 ELISA 板中，每孔 100 μL，于 4 ℃包被过夜。

(3) 弃去包被液，用 PBST(pH 7.4 的 PBS，含 0.05% Tween-20)洗三次板，每孔 300 μL，每次 2 min。

(4) 待板子拍干后，向每个孔中加入 200 μL 的封闭液(含 1%的 BSA)，放置于 37 ℃温箱中封闭作用 1 h，拿出后用 PBST 清洗板子三次，每次 2 min。

(5) 将一抗(阳性血清)按照 1∶1000、1∶5000、1∶10 000、1∶50 000、1∶100 000、1∶500 000 的稀释梯度加到孔中，每孔加入 100 μL，放置于 37 ℃温箱中作用 2 h，同时设空白对照(PBS)、阴性对照(1∶5000)，反应完后用 PBST 清洗板子三次，每次 2 min。

(6) 按照 1∶5000 的比例将 HRP-山羊抗小鼠二抗进行稀释，每个孔中加入 100 μL 的二抗，放置于 37 ℃温箱中作用 1 h，之后用 PBST 清洗板子三次，每次 2 min。

(7) 每孔加入 100 μL 配制的 TMB 显色液，室温下避光作用 15 min，每孔加入 50 μL 2 M 硫酸终止反应。用酶标仪读取 OD_{450} 值。

5. 阳性杂交瘤细胞的克隆化

从原始孔中得到的阳性杂交瘤细胞，可能来源于两个或多个杂交瘤细胞，因此它们所分泌的抗体是不同质的。一方面，为了得到完全同质的单克隆抗体，必须对杂交瘤细胞进行克隆化。另一方面，杂交瘤细胞培养的初期是不稳定的，有的细胞可能丧失产生抗体的能力，为了除去这部分已经不再分泌抗体的细胞，得到分泌抗体稳定的单克隆杂交瘤细胞系，也需要对杂交瘤细胞进行克隆化。选取经过间接 ELISA 法测定阳性高、稳定、细胞状态好、团数少的进行亚克隆。采用有限稀释法对杂交瘤细胞进行克隆化。

(1) 亚克隆的前一天准备饲养细胞并将其铺于 96 孔细胞板以及扩大培养用的 24 孔板。

(2) 将选择的阳性孔轻柔吹匀，制备成细胞悬液，并对其进行计数。

(3) 根据计数结果，将阳性杂交瘤细胞用 RPMI-1640 完全培养基稀释到 10～20 个/ mL，然后将其铺于前一天准备了饲养细胞的 96 孔板中，每孔 100 μL(含 1～2 个细胞)。为了得到更纯的阳性克隆，细胞稀释浓度可小于 10 个/mL。

(4) 铺板结束后，将细胞板置于 37 ℃、5% CO_2 细胞培养箱中培养。

(5) 适时观察细胞的生长状况，查看有无污染，第 5 天查板，记录 96 孔板每个孔的细胞克隆团数；待融合细胞占细胞孔底面积的 1/5～1/3 时，取上清对其进行抗体检测。

(6) 将检测为阳性的细胞孔进行扩大或选取部分进行下一轮亚克隆。

一般经过 3 次克隆，直至同一杂交瘤细胞株来源的所有培养孔均显示阳性结果时，即可认为已获得需要的杂交瘤细胞株。长期传代培养后，以相同的方法再次克隆化鉴定。

6. 杂交瘤细胞的冻存与复苏

为了防止停电、污染等意外事故发生，在杂交瘤细胞建立以后，需要将其大批冻存以备用。当扩大培养的杂交瘤细胞生长到对数期、密度较大、状态较好时，将其中一部分进行冻存，以备后续实验中使用。预先配制细胞冻存液，成分为 10%二甲基亚砜、30%胎牛血清、60%RPMI-1640 培养液。冻存方法：用吸管吸取细胞瓶中的培养液，并将细胞瓶壁上的细胞轻柔吹下，用离心机离心收集细胞，用预先配制好的细胞冻存液重悬细胞沉淀，分装到细胞冻存管中，每管约 1 mL，放入细胞冻存盒中，于－80 ℃过夜(－80 ℃可保存 1 个月)，次日将冻存管从冻存盒中取出，转移到液氮罐中。为检验冻存效果，将冻存的细胞从液氮罐中取出，置于 37 ℃水浴锅中解冻，2000 rpm 离心 10 min，弃上清，用 RPMI-1640 培养液重悬细胞沉淀，转移到细胞培养瓶中，于 37 ℃、5%CO_2 培养箱中培养。

7. 单克隆抗体腹水的制备与鉴定

(1) 取 6～8 周龄雌性 BALB/c 小鼠，腹腔注射高压灭菌的液状石蜡，每只小鼠 1 mL。

(2) 一周后，注射杂交瘤细胞，用 RPMI-1640 培养液将杂交瘤细胞吹下，每一小瓶杂交瘤细胞用 1 mL 的培养液稀释，每瓶细胞可以注射一只小鼠，之后每天都要观察小鼠的健康状态。

(3) 注射后 7 天左右小鼠出现腹部膨大、不愿走动、腹部有液体波动感、精神沉郁的现象，当腹部非常膨大时，要及时抽取腹水，否则小鼠会死亡。

(4) 抽取腹水时，左手固定小鼠身体，右手拿酒精棉球擦拭腹部后，用 5 mL 注射器轻轻扎进腹部采腹水。第一次采完后，隔天再观察。此时若腹部再次变得膨大，可继续采；若小鼠状态不佳，则应立即处死，打开腹腔采集腹水。

(5) 采回的腹水应立即 5000 rpm 离心 5 min，用注射器小心吸取其中微黄色、透明的液体，此即为腹水。吸取时注意不要吸取底部的细胞沉淀、液状石蜡等。取一部分用于检测抗体效价，按照建立的间接 ELISA 检测；其余的保存于－80 ℃。

(6) 使用 ELISA 试剂盒对抗体亚类进行鉴定。

8. 腹水中单克隆抗体的提纯

免疫球蛋白具有不同的亚类亚型，为了得到高收率、高纯度的单克隆抗体，需要选择不同的纯化方法：如果抗体属于 IgG 类但不是 IgG3，可选用葡萄球菌蛋白 A(SPA)进行亲和纯化；如果抗体属于 IgM，可选择羟基磷灰石法进行亲和纯化。纯化结束后可通过 SDS-PAGE 观察其纯度，通过间接 ELISA 检测其活性。

(1) SPA 亲和纯化。

SPA 是从金黄色葡萄球菌中获得的，是葡萄球菌细胞壁的一种表面蛋白(单链多肽)，在 pH 中性或碱性条件下可与多种哺乳动物的 IgG(IgG3 除外)和某些 IgM 以及 IgA 重链的 Fc 片段相结合，在酸性条件下可以解离，可用于对鼠 IgG 类(IgG3 除外)抗体的纯化。Sepharose 4 fast flow(Sepharose 4FF)是高度交联的琼脂糖衍生物，具有很好的动力学效应，在固相亲和吸附中有着良好的层析质量，其刚性可以使其在实际生产中不受限制。SPA Sepharose 4FF 是葡萄球菌蛋白 A 与固相基质 Sepharose 4 fast flow 的结合，是高特异性、高稳定性凝胶，当凝胶装填柱床后，可以特异性捕获目标抗体。操作步骤如下。

① 准备 SPA 亲和柱。准备 5 mL 或 10 mL SPA 填料，在真空瓶中将等体积的填料和 TBS 缓冲溶液混合，搅拌均匀。抽真空约 5 min 以去除填料中的气泡，否则在柱中形成的气泡会影响亲和柱的容量和分离效果。将 SPA 填料缓缓加入玻璃柱，利用泵控制填充速度为 1～2 mL/min，避免亲和柱暴露于空气中，利用 10 倍柱床体积并经过预冷的 TBS 缓冲溶液平衡亲和柱。

② 上样。将抗体用 TBS 缓冲溶液以 1∶5 的比例进行稀释，再用过滤器进行过滤。以 0.5 mL/min 的速度将抗血清加到亲和柱上，为保证抗血清与填料的结合，需连续上柱 2 次并保存穿透液，同时上样体积控制在 5 倍柱体积内，避免腹水中蛋白超过填料捕获量。

③ 洗涤。用 TBS 缓冲溶液清洗亲和柱，至少 3 倍柱体积，以除去亲和柱中未被 SPA 捕获的杂蛋白等。

④ 洗脱。当蛋白吸收值＜0.008 时，可以加入 pH 2.7 的洗脱缓冲溶液，以 0.5 mL/min 的速度洗脱至所有蛋白均流下来。

⑤ 收集。根据洗脱峰分管收集，并在收集管中提前加入中和缓冲液，收集结束后混匀并用中和缓冲液调节 pH 至中性。

⑥ 再生。向亲和柱中以 0.5 mL/min 的速度流加 5 倍柱体积的 pH 1.9 洗脱缓冲溶液，以除去 SPA 上顽固吸附的蛋白。

⑦ 保存。以含有 20％乙醇的平衡缓冲液洗涤 SPA 亲和柱，流速为 1.0 mL/min，需

要用 10 倍柱体积的缓冲液，结束后，关闭亲和柱，使填料全部浸泡在 20% 乙醇的缓冲液中，4 ℃保存。

(2) 羟基磷灰石亲和纯化。

羟基磷灰石($Ca_{10}(PO_4)_6(OH)_{22}$，HAP)包含两种类型的结合位点，带正电的钙离子和带负电的磷酸根，这些位点在整个晶体结构中均匀分布。HAP 广泛用于核酸核蛋白纯化，具有稳定性高、分离效果好等优点。HAP 的 pH 使用范围是 6.5～14。酸性和中性蛋白能被填料中的钙离子吸附，盐离子不影响吸附和洗脱，一般用低浓度(30～120 mM) pH 7.0 的磷酸盐缓冲液洗脱；碱性蛋白被磷酸根吸附，盐离子会影响吸附和洗脱，洗脱可用盐或者高浓度(120～500 mM)pH 7.0 的磷酸盐缓冲液。本实验中 IgM 抗体纯化，采用 100 mM pH 8.0 的 PBS 将杂蛋白洗去，用 200 mM pH 8.0 的 PBS 分离得到目的蛋白 IgM。具体操作步骤如下。

① 溶胀：2 g HAP 用 10 mL 10 mM pH 8.0 的 PBS 溶胀。

② 装柱、平衡：经溶胀处理的 HAP 填料用 10 mM pH 8.0 的 PBS 混匀，将悬液缓慢加入层析柱中，待填料完全沉淀。装好的柱子要用 10 mM pH 8.0 的 PBS 缓冲液平衡，直到蛋白检测仪上的读数接近“0”并且稳定，该值可以根据实际情况进行调节。

③ 上样：从 −20 ℃冰箱中取出腹水，室温下融化后，先低速离心去除大颗粒和悬浮物，取上清；用 10 mM pH 8.0 的 PB 1∶5 稀释上清后，用 0.1 M NaOH 调腹水上清至澄清，再 10 000 rpm，4 ℃离心 20 min。此时处理后的腹水澄清无大颗粒，用于上样。

④ 洗涤：上样结束之后，用约 5 倍柱体积的 10 mM pH 8.0 的 PBS 洗涤层析柱，直到蛋白检测仪上的读数稳定。

⑤ 洗脱：分别用 100 mM，200 mM pH 8.0 的 PBS 分段经行洗脱，分管收集洗脱液，每个峰收集到一管中。

⑥ 再生：待洗脱完毕，用 500 mM pH 8.0 的 PBS 或 1 M NaOH 再生层析柱。填料若长时间不用，置于 20% 乙醇溶液中，4 ℃保存。

【结果分析】

OVA 免疫小鼠后，选取经 ELISA 测得血清效价高的小鼠，分离脾细胞与骨髓瘤细胞融合，融合成功细胞在 HAT 培养基中正常生长，染色体分析会有 90～100 条的染色体，通过扩大培养杂交瘤细胞并将其注射到失去免疫力小鼠的腹腔中，通过 SPA 或者羟基磷灰石进行纯化，可通过 SDS-PAGE 进行纯度初检，通过紫外分光光度计进行浓度初测。

【注意事项】

(1) 根据抗原的性质，预先制定适当的免疫方案，尽量达到好的免疫效果，是成功制备单克隆抗体的先决条件。

(2) 免疫接种时，要对佐剂和抗原乳化充分。

(3) 牛血清要在对支原体检测合格后再用于细胞培养，同时骨髓瘤细胞要用 8-AG 进行驯化，然后再用于细胞融合。

(4) 融合后 3～4 天最好不要取出铺有融合细胞的培养板，避免对杂交瘤细胞生长造成不利的影响。

（5）细胞融合前需要对 PEG 进行筛选，避免使用有毒性或融合效果不佳的 PEG。

三、利用噬菌体展示制备单链抗体

单克隆抗体药物的发展经历了四个阶段，分别为鼠源性单克隆抗体、嵌合性单克隆抗体、人源化单克隆抗体和全人源单克隆抗体。目前全人源单克隆抗体主要来源为转基因小鼠和噬菌体展示两个技术平台。

噬菌体展示技术通过将外源肽段和噬菌体衣壳蛋白融合展示于噬菌体表面，进行高通量筛选及富集，并对所需功能的克隆进行定性分析。噬菌体展示技术可对人和其他动物的 B 细胞抗体库进行体外建库筛选，避开了免疫和细胞融合等步骤从而缩短实验周期并增加了稳定性，该技术还具有筛选容量大、可发酵大量生产、方法简单等优点。

【实验目的】

本实验制备抗人 DR5 抗体，要求掌握利用噬菌体展示制备单链抗体的原理及方法步骤。

【实验原理】

利用噬菌体展示技术，将抗体的可变区基因克隆入噬菌体外壳蛋白结构基因的适当位置，在阅读框正确且不影响其他外壳蛋白正常功能的情况下，使外源蛋白与外壳蛋白融合表达，融合蛋白随子代噬菌体的重新组装而展示在噬菌体表面。被展示的抗体可以保持相对独立的空间结构和生物活性，以利于靶分子的识别和结合。在肽库与固相上的靶蛋白分子孵育一定时间后，洗去未结合的游离噬菌体，然后以竞争受体或酸洗脱下与靶分子结合吸附的噬菌体，洗脱的噬菌体感染宿主细胞后繁殖扩增，然后进行下一轮洗脱，经过 3～5 轮的“吸附－洗脱－扩增”，与靶分子特异结合的噬菌体得到高度富集，就可以得到人源的单链抗体。该技术的最大特点是实现了表型与基因型的统一。

【实验材料】

1. 试剂

（1）主要试剂：XL-Blue 菌种、M13 噬菌体、淋巴细胞分离液、总 RNA 提取、反转录试剂盒、DR5 抗原、HRP 标记抗 M13 单克隆抗体、BCA 法测定蛋白试剂盒、ELISA 显色液、ES Tap DNA Polymerase、d NTP、DL2000 Marker、质粒小提试剂盒、琼脂糖凝胶 DNA、回收试剂盒、微量产物回收纯化试剂盒、限制性内切酶 Sfi Ⅰ 及 Not Ⅰ、T4 DNA 连接酶、PEG8000、PCR 引物。

（2）缓冲液与培养基。

10×PBS：取 NaCl 80 g，KCl 2 g，$Na_2HPO_4 \cdot 12H_2O$ 20.6 g，KH_2PO_4 2.4 g，添加双蒸

水至 900 mL，调节 pH 值至 7.4，搅拌至完全溶解，定容至 1 L。用时 10 倍稀释。

5×PEG/NaCl：取 PEG8000 100 g 和 NaCl 146 g，用双蒸水定容至 1 L，加热溶解，高压灭菌，4 ℃保存。

100 mg/mL Amp：将 1 g Amp 溶于 10 mL 双蒸水中，用滤膜(0.22 μm)过滤除菌，−20 ℃保存。

100 mg/mL Kana：将 2 g Kana 溶于 20 mL 双蒸水中，用滤膜(0.22 μm)过滤除菌，−20 ℃保存。

250 mmol KCl：取 0.93 g KCl 溶于 50 mL 去离子水中，搅拌至完全溶解。

20% D-glucose：取 10 g D-glucose 溶于 50 mL 去离子水中，用滤膜(0.22 μm)过滤除菌，−20 ℃保存。

LB 液体培养基：Yeast Extract 0.2 g，Tryptone 1 g，NaCl 1 g，用双蒸水定容至 100 mL，高压灭菌，4 ℃保存。

顶层琼脂：Yeast Extract 0.5 g，Tryptone 1 g，NaCl 1 g，琼脂粉 0.75 g，用双蒸水定容至 100 mL，高压灭菌，4 ℃保存。用时用微波炉进行融化。

2×YT 液体培养基：Tryptone 0.16 g，Yeast Extract 0.10 g，NaCl 0.5 g，用双蒸水定容至 100 mL，高压灭菌，4 ℃保存。

2×YTAG 培养板：含 100 μg/mL Amp 及 2% D-glucose 的 2×YT 培养板。培养基冷却至低于 50 ℃时，加入 Amp 贮存液和 20% D-glucose，混匀后制备平板。制备好的平板置 4 ℃保存。

SOB 液体培养基：Tryptone 2.0 g，Yeast Extract 0.5 g，NaCl 0.05 g，加入 1 mL 250 mmol 的 KCl，用双蒸水定容至 100 mL，高压灭菌，4 ℃保存。

抗原包被液：$NaHCO_3$ 1.43 g、Na_2CO_3 0.845 g，加适量超纯水溶解，调 pH=9.6，定容至 50 mL，过滤除菌，4 ℃保存。

3% BSA 的封闭液：将 3 g BSA 加入 100 mL PBS 中，过滤除菌，4 ℃保存。

甘氨酸-盐酸(pH=2.2)：将 1.5 g 甘氨酸加入到 90 mL 去离子水中，用浓盐酸调节 pH 值至 2.2，用 ddH_2O 定容至 100 mL，过滤除菌，4 ℃保存。

0.2 M Tris：将 Tris 24.2 g 加入到适量水中，定容至 100 mL，过滤除菌，4 ℃保存。

2×YT-AG：含 100 μg/mL Amp 和 2% 葡萄糖的 2×YT 液体培养基。

2. 仪器

电穿孔仪、PCR 仪、台式高速离心机、紫外分光光度计、全自动酶标仪、凝胶图像成像仪、制冰机、全自动高压灭菌器、恒温摇床、超纯水仪等。

【实验步骤】

1. 引物设计

cDNA 第一链人重链恒定区引物。

IgM(F)：TGG AAG AGG CAC GTT CTT TTC TTT

(1) 重链正向引物。

H-1(F)：CAG CCG GCC ATG GCC SAG GTC CAG CTG GTR CAG TCT GG

H-2b(F):CAG CCG GCC ATG GCC CAG RTC ACC TTG AAG GAG TCT GG

H-3b(F):CAG CCG GCC ATG GCC SAG GTG CAG CTG GTG GAG TCT GG

H-3c(F):CAG CCG GCC ATG GCC GAG GTG CAG CTG GTG GAG WCY GG

H-4b(F):CAG CCG GCC ATG GCC CAG GTG CAG CTA CAG CAG TGG GG

H-4c(F):CAG CCG GCC ATG GCC CAG STG CAG CTG CAG GAG TCS GG

H-5(F):CAG CCG GCC ATG GCC GAR GTG CAG CTG GTG CAG TCT GG

H-6(F):CAG CCG GCC ATG GCC CAG GTA CAG CTG CAG CAG TCA GG

H-7(F):CAG CCG GCC ATG GCC CAG RTG CAG CTG GTG CAR TCT GG

Hu VH1:GTC CTC GCA ACT GCG GCC CAG CCG GCC ATG GCC SAG GTC CAG CTG GTR CAG TCT GG(Sfi Ⅰ)

Hu VH2b:GTC CTC GCA ACT GCG GCC CAG CCG GCC ATG GCC CAG RTC ACC TTG AAG GAG TCT GG(Sfi Ⅰ)

Hu VH3b:GTC CTC GCA ACT GCG GCC CAG CCG GCC ATG GCC SAG GTG CAG CTG GTG GAG TCT GG(Sfi Ⅰ)

Hu VH3c:GTC CTC GCA ACT GCG GCC CAG CCG GCC ATG GCC GAG GTG CAG CTG GTG GAG WCY GG(Sfi Ⅰ)

Hu VH4b:GTC CTC GCA ACT GCG GCC CAG CCG GCC ATG GCC CAG GTG CAG CTA CAG CAG TGG GG(Sfi Ⅰ)

Hu VH4c:GTC CTC GCA ACT GCG GCC CAG CCG GCC ATG GCC CAG STG CAG CTG CAG GAG TCS GG(Sfi Ⅰ)

Hu VH5:GTC CTC GCA ACT GCG GCC CAG CCG GCC ATG GCC GAR GTG CAG CTG GTG CAG TCT GG(Sfi Ⅰ)

Hu VH6:GTC CTC GCA ACT GCG GCC CAG CCG GCC ATG GCC CAG GTA CAG CTG CAG CAG TCA GG(Sfi Ⅰ)

Hu VH7:GTC CTC GCA ACT GCG GCC CAG CCG GCC ATG GCC CAG RTG CAG CTG GTG CAR TCT GG(Sfi Ⅰ)

(2) 重链反向引物。

H-1\2(R):TGA GGA GAC GGT GAC CAG GGT GCC

H-3(R):TGA AGA GAC GGT GAC CAT TGT CCC

H-4\5(R):TGA GGA GAC GGT GAC CAG GGT TCC

H-6(R):TGA GGA GAC GGT GAC CGT GGT CCC

H-extension(R)1\2:ggagccgccgccgcc(agaaccaccaccacc)$_2$ TGA GGA GAC GGT GAC CAG GGT GCC

H-extension(R)3:ggagccgccgccgcc(agaaccaccaccacc)$_2$ TGA AGA GAC GGT GAC CAT TGT CCC

H-extension(R)4\5:ggagccgccgccgcc(agaaccaccaccacc)$_2$ TGA GGA GAC GGT GAC CAG GGT TCC

H-extension(R)6:ggagccgccgccgcc(agaaccaccaccacc)$_2$ TGA GGA GAC GGT GAC

CGT GGT CCC

（3）κ 链正向引物。

κ-1(F)：GGT GGC TCC GGA GGT GGC GGA TCG GAC ATC CAG WTG ACC CAG TCT CC

κ-2(F)：GGT GGC TCC GGA GGT GGC GGA TCG GAT GTT GTG ATG ACT CAG TCT CC

κ-3(F)：GGT GGC TCC GGA GGT GGC GGA TCG GAA ATT GTG WTG ACR CAG TCT CC

κ-4(F)：GGT GGC TCC GGA GGT GGC GGA TCG GAT ATT GTG ATG ACC CAC ACT CC

κ-5(F)：GGT GGC TCC GGA GGT GGC GGA TCG GAA ACG ACA CTC ACG CAG TCT CC

κ-6(F)：GGT GGC TCC GGA GGT GGC GGA TCG GAW RTT GTG MTG ACT CAG TCT CC

κ-extension(F)：ggcggcggcggctccggtggtggtggatcc GGT GGC TCC GGA GGT GGC GGA TCG(linker)

（4）κ 链反向引物。

κ-7(R)：TCG ACT TGC GGC CGC ACG TTT GAT TTC CAC CTT GGT CCC

κ-8(R)：TCG ACT TGC GGC CGC ACG TTT GAT CTC CAG CTT GGT CCC

κ-9(R)：TCG ACT TGC GGC CGC ACG TTT GAT ATC CAC TTT GGT CCC

κ-10(R)：TCG ACT TGC GGC CGC ACG TTT GAT CTC CAC CTT GGT CCC

κ-11(R)：TCG ACT TGC GGC CGC ACG TTT AAT CTC CAG TCG TGT CCC

κ-extension(R)：ATT TGC GGC CGC ACG TTT(Not Ⅰ)

Hu Jκ1：GAG TCA TTC TCG ACT TGC GGC CGC ACG TTT GAT TTC CAC CTT GGT CCC(Not Ⅰ)

Hu Jκ2：GAG TCA TTC TCG ACT TGC GGC CGC ACG TTT GAT CTC CAG CTT GGT CCC(Not Ⅰ)

Hu Jκ3：GAG TCA TTC TCG ACT TGC GGC CGC ACG TTT GAT ATC CAC TTT GGT CCC(Not Ⅰ)

Hu Jκ4：GAG TCA TTC TCG ACT TGC GGC CGC ACG TTT GAT CTC CAC CTT GGT CCC(Not Ⅰ)

Hu Jκ5：GAG TCA TTC TCG ACT TGC GGC CGC ACG TTT AAT CTC CAG TCG TGT CCC(Not Ⅰ)

（5）λ 链正向引物。

λ-1(F)：GGT GGC TCC GGA GGT GGC GGA TCG CAG TCT GTS BTG ACK CAG CCR CC

λ-2(F)：GGT GGC TCC GGA GGT GGC GGA TCG CAR TCT GCC CTG ACT CAG CCT λ-3a(F):GGT GGC TCC GGA GGT GGC GGA TCG TCC TAT GWG CTG ACT CAG CCA CC

λ-3b(F):GGT GGC TCC GGA GGT GGC GGA TCG TCT TCT GAG CTG ACT CAG GAC CC

λ-4(F):GGT GGC TCC GGA GGT GGC GGA TCG CAC GTT ATA CTG ACT CAA CCG CC

λ-5(F):GGT GGC TCC GGA GGT GGC GGA TCG CAG GCT GTG CTG ACT CAG CCG TC

λ-6(F):GGT GGC TCC GGA GGT GGC GGA TCG AAT TTT ATG CTG ACT CAG CCC CA

λ-7/8(F):GGT GGC TCC GGA GGT GGC GGA TCG CAG RCT GTG GTG ACY CAG GAG CC

λ-9(F):GGT GGC TCC GGA GGT GGC GGA TCG CWG CCT GTG CTG ACT CAG CCM CC

λ-extension(F):ggcggcggcggctccggtggtggtggatcc GGT GGC TCC GGA GGT GGC GGA TCG(linker)

(6) λ链反向引物。

λ-10(R): TTC TCG ACT TGC GGC CGC ACC TAG GAC GGT GAC CTT GGT CCC

λ-11(R): TTC TCG ACT TGC GGC CGC ACC TAG GAC GGT CAG CTT GGT CCC

λ-12(R): TTC TCG ACT TGC GGC CGC ACT TAA AAC GGT GAG CTG GGT CCC

λ-extension(R):ATT TGC GGC CGC ACC(Not Ⅰ)

HuJλ1:GAG TCA TTC TCG ACT TGC GGC CGC ACC TAG GAC GGT GAC CTT GGT CCC(Not Ⅰ)

HuJλ2:GAG TCA TTC TCG ACT TGC GGC CGC ACC TAG GAC GGT CAG CTT GGT CCC(Not Ⅰ)

HuJλ3:GAG TCA TTC TCG ACT TGC GGC CGC ACT TAA AAC GGT GAG CTG GGT CCC(Not Ⅰ)

注:Y=C\T;W=A\T;B=C\G\T;M=A\C;R=A\G;K=G\T;S=G\C。以上引物序列左边为5′端,右边为3′端。

(7) 引物配对(参见表2-1)。

表 2-1 引物设计配对表

抗体链	上游	下游
H	H-1(F)	H-8(R)
	H-2b(F)	
	H-3c(F)	H-9(R)
	H-3b(F)	
	H-4b(F)	H-8(R)
	H-4c(F)	
	H-5(F)	
	H-6(F)	H-10(R)
	H-7(F)	H-8(R)
κ	κ-1(F)	κ-7(R)
	κ-2(F)	κ-8(R)
	κ-3(F)	κ-9(R)
	κ-4(F)	κ-10(R)
	κ-5(F)	κ-11(R)
	κ-6(F)	κ-9(R)
λ	λ-1(F)	λ-10(R)
	λ-2(F)	λ-11(R)
	λ-3a(F)	
	λ-3b(F)	
	λ-4(F)	λ-12(R)
	λ-5(F)	
	λ-6(F)	
	λ-7/8(F)	

2. 人外周血中淋巴细胞的分离

(1) 采血(4 mL/人,分两管,2 mL/管,共采集 50 mL,约 13 个人的外周血),稀释(共 4 mL/管)。(外周血∶稀释液=1∶1)稀释液为 1×PBS。

(2) 在离心管中加入淋巴细胞分离液,沿倾斜的管壁缓缓加入稀释的外周血(总体积 6 mL)。(淋巴细胞分离液∶稀释外周血=1∶1)

(3) 室温,800 g,离心 20 min。

(4) 沿管壁周缘轻轻吸取 PBMC 层,移入另一离心管中,合并三管。(每毫升外周血约有 2×10^6 个淋巴细胞)

(5) 用 PBS 做等量稀释,充分洗涤,室温,800 g,离心 10 min。

(6) 重复步骤(5)一次。

(7) 对得到的细胞提取 RNA。

3. 总 RNA 的提取

(1) 每 1×10^7 个细胞(约 5 mL 血中淋巴细胞的数)中加入 1 mL 的 RNAiso Plus。

(2) 反复吹打直至裂解液中无明显沉淀,室温静置 5 min。

(3) 4 ℃,12 000 g,离心 5 min,将上清转移至新 1.5 mL EP 管中。

(4) 加入 1/5 RNAiso Plus 体积的氯仿,振荡混匀,室温静置 5 min。

(5) 4 ℃,12 000 g,离心 15 min,将上清转移至新 1.5 mL EP 管中。(这时可以看到无色的上清层、蛋白层在中间,带有颜色的有机层在下边,共分为三层。切勿吸取白色中间层,以防止 RNA 污染、降解。)

(6) 加入异丙醇,确保其量与上清等体积;之后,最重要的是上下颠倒离心管使异丙醇与上清充分混匀;最后,室温静置 10 min。

(7) 4 ℃,12 000 g,离心 10 min(一般会出现白色沉淀即 RNA)。

(8) 向沉淀中加入 1 mL 75%乙醇洗涤沉淀(切勿触及沉淀),上下轻轻地颠倒并洗涤离心管的管壁。

(9) 4 ℃,12 000 g,离心 5 min;之后,弃去上清并保留沉淀,室温下干燥 5 min;最后,加入 20 μL 的 DEPC 水溶解沉淀。

(10) 将对 50 mL 血中分离的淋巴细胞提取得到的 RNA 混合均匀后(约 160 μL),快速进行 cDNA 的合成。取 2 μL 进行 1%琼脂糖凝胶测定,另取 2 μL 稀释 50 倍后紫外测 OD260 的吸光度。

4. cDNA 的合成

(1) 在 PCR 管中加入上述 RNA 4 μL,Specific Primers(10 μM) 1 μL,RNase free dH_2O 至 6 μL。

(2) 65 ℃保温 5 min,冰浴 2 min,离心使模板 RNA/引物的变性溶液聚集于 EP 管底部。

(3) 在上述 EP 管中加入 5×M-MLV Buffer 2 μL。

dNTP mix(各 10 mM)	0.5 μL
RNase Inhibitor(40 U/μL)	0.25 μL
RTase M-MLV(RNase H-)(200 μL)	0.5 μL
RNase free dH_2O	补至 10 μL

(4) 42 ℃,1 h。

(5) 70 ℃保温 15 min 后冰上冷却,得到的 cDNA 保存于−20 ℃,并直接用于下一步 PCR 扩增。

5. 人抗体可变区 VH、VL 基因的巢式 PCR 扩增

(1) 人 VH 基因巢式 PCR 第一轮扩增。

上述 cDNA	2 μL
dNTP mix(各 2.5 mM)	2 μL
H(F)1-7(10 μM)	1 μL

IgM(10 μM)	1 μL
10×ES Taq PCR Buffer	2.5 μL
ES Taq DNA Polymerase(5 U/μL)	0.125 μL
ddH_2O	补至 25 μL

短暂离心混匀。

反应条件：94 ℃、5 min(94 ℃、50 s，60 ℃、50 s，72 ℃、50 s，30 个循环)，72 ℃、10 min。结束后，取 5 μL 用 1.5%的琼脂糖凝胶鉴定，以检测目的片段大小。

(2) 人 VH 基因的巢式第二轮扩增。

第一轮各条产物	1 μL
dNTP mix(各 2.5 mM)	2 μL
Hu VH1-7(F)(10μM)	1 μL
H-extension(R)1-6(10μM)	1 μL
10×ES Taq PCR Buffer	2.5 μL
ES Taq DNA Polymerase(5 U/μL)	0.125 μL
ddH_2O	补至 25 μL

短暂离心混匀。

反应条件同上。

(3) 人 Vκ 基因巢式第一轮扩增。

上述 cDNA	2 μL
dNTP mix(各 2.5 mM)	2 μL
κ(F)1-6(10 μM)	1 μL
κ(R)7-11(10 μM)	1 μL
10×ES Taq PCR Buffer	2.5 μL
ES Taq DNA Polymerase(5 U/μL)	0.125 μL
ddH_2O	补至 25 μL

短暂离心混匀。

反应条件同上。

(4) 人 Vκ 基因巢式第二轮扩增。

第一轮各条产物	1 μL
dNTP mix(各 2.5 mM)	2 μL
κ-extension(F)(10 μM)	1 μL
Hu Jκ1-5：(10 μM)	1 μL
10×ES Taq PCR Buffer	2.5 μL
ES Taq DNA Polymerase(5 U/μL)	0.125 μL
ddH_2O	补至 25 μL

短暂离心混匀。

反应条件同上。

(5) 人 Vλ 基因巢式第一轮扩增。

上述 cDNA	2 μL
dNTP mix(各 2.5 mM)	2 μL
λ(F)1-9(10 μM)	1 μL
λ(R)10-12(10 μM)	1 μL
10×ES Taq PCR Buffer	2.5 μL
ES Taq DNA Polymerase(5 U/μL)	0.125 μL
ddH_2O	补至 25 μL

短暂离心混匀。

反应条件同上。

(6) 人 Vλ 基因巢式第二轮扩增。

第一轮各条产物	1 μL
dNTP mix(各 2.5 mM)	2 μL
λ-extension(F)(10 μM)	1 μL
HuJλ1-3(10 μM)	1 μL
10×ES Taq PCR Buffer	2.5 μL
ES Taq DNA Polymerase(5 U/μL)	0.125 μL
ddH_2O	补至 25 μL

短暂离心混匀。

反应条件同上。

6. 目的基因片段的胶回收

(1) 电泳后用刀片切下目的片段,放入 EP 管中,加入 3 倍体积的溶胶液 Buffer PD,50 ℃,溶胶 10 min,其间不断上下颠倒 EP 管,加速凝胶溶解。

(2) 向收集柱中加入 100 μL Buffer P1,使柱子活化。

(3) 加入溶胶液至活化的柱子中,室温静置 2 min,13 000 g,离心 1 min。

(4) 倒掉收集管中的液体,向收集柱中加入 600 μL 漂洗液 Buffer PW,13 000 g 离心 1 min。

(5) 再次倒掉收集管中的液体,空柱子,室温下 13 000 g,离心 2 min,以除去多余的乙醇。

(6) 将柱子置于室温下至酒精挥发完全,将柱子放入一个新的离心管中,向柱子中央加入洗脱液 PE 35 μL,静置 2 min,13 000 g,离心 2 min,把收集管中的液体重新吸入柱子中,静置 2 min,13 000 g 离心 2 min。

(7) 取 2 μL 洗脱液,加入 98 μL ddH_2O,稀释 50 倍,混匀后测定回收的片段浓度,于 −20 ℃保存。

7. 重叠延伸 PCR 进行人单链 scFv 片段的组装

(1) VH 与 Vκ 的组装。

纯化的 VH 片段	50 ng
纯化的 Vκ 片段	50 ng
dNTP(2.5 mmol)	2 μL

10×ES Taq PCR Buffer	2.5 μL
ES Taq DNA Polymerase(5 U/μL)	0.125 μL
ddH_2O	补至 25 μL

第一轮反应条件：94 ℃、3 min(94 ℃、50 s，60 ℃、50 s，72 ℃、50 s，5 个循环)，72 ℃、2 min。结束后，加入上游引物 H-extension(F)、下游引物 κ-extension(R)各 1 μL，瞬时离心，继续进行第二轮 PCR。

第二轮反应条件：94 ℃、50 s，55～65 ℃、50 s，72 ℃、50 s，25 个循环，72 ℃、10 min。结束后，取 5 μL 用 1.5%的琼脂糖凝胶鉴定，以检测目的片段大小，约 750 bp。

(2) VH 与 Vλ 的组装。

纯化的 VH 片段	50 ng
纯化的 Vλ 片段	50 ng
d NTP(2.5 mmol)	2 μL
10×ES Taq PCR Buffer	2.5 μL
ES Taq DNA Polymerase(5 U/μL)	0.125 μL
ddH_2O	补至 25 μL

第一轮反应条件：94 ℃、3 min(94 ℃、50 s，60 ℃、50 s，72 ℃、50 s，5 个循环)，72 ℃、2 min。结束后，加入浓度均为 10 μmol 的上游引物 H-extension(F)、下游引物 λ-extension(R)各 1 μL，瞬时离心，继续进行第二轮 PCR。

第二轮反应条件：94 ℃、50 s，55～65 ℃、50 s，72 ℃、50 s，25 个循环，72 ℃、10 min。结束后，取 5 μL 用 1.5%的琼脂糖凝胶鉴定，以检测目的片段大小，约 750 bp。

(3) 按前述方法进行目的基因的纯化，并测定目的片段的浓度。

8. 目的片段 sc Fv 与载体 pcantab-5E 的双酶切

(1) 酶切体系如下(共 200 μL)。

sc Fv	2.5 μg
Sfi Ⅰ	4 μL
10×4 号 Buffer	15 μL
100×BSA	1.5 μL
dH_2O	补至 150 μL

瞬时离心，60 ℃酶切 4 h，然后进行 Not Ⅰ 酶切。体系如下：

Not Ⅰ	4 μL
10×4 号 Buffer	5 μL
100×BSA	0.5 μL
dH_2O	补至 50 μL

瞬时离心，37 ℃酶切 4 h。

(2) 酶切完后，取 20 μL 进行 1.5%琼脂糖凝胶电泳，检测是否酶切弥散。然后用胶回收试剂盒回收酶切后片段(步骤同胶回收)，并用紫外分光光度计测定浓度。

(3) 如上方法进行载体 pcantab-5E 的双酶切，并检测酶切后载体浓度大小。

9. scFv 与 pcantab-5E 的连接

根据表 2-2 设置 4 个连接反应体系，16 ℃连接过夜。

表 2-2　连接反应体系

试剂	实验组	空白组		载体自连组
scFv(ng/μL)	50 ng	0	0	0 ng
pcantab-5E(50 ng/μL)	50 ng	100 ng	0	100 ng
10 连接酶缓冲液	2 μL	0	0	2 μL
T4DNA 连接酶	1 μL	0	0	1 μL
dH_2O	补至 20 μL	补至 20 μL	补至 20 μL	补至 20 μL

电转化前，利用微量 DNA 产物纯化试剂盒进行脱盐处理。

10. XL-Blue 电转感受态的制备

(1) 在超净台中，将冻存的 XL-Blue 菌划 tet^+ 抗性的平板放于 37 ℃恒温箱，倒置培养过夜。

(2) 从平板中挑取一株单克隆传入 4 mL 含 tet^+ 抗性的液体 LB 培养基中，37 ℃，220 rpm，振荡过夜。

(3) 取过夜培养物，按 1∶100 接种到 200 mL 高压过的 SOB 培养基中，37 ℃，220 rpm，振荡至 OD_{600} 为 0.6 左右。取出，冰浴 30 min，其间不断振荡使冰浴均匀。

(4) 4 ℃，4000 g，离心 15 min，弃上清液，用少量灭菌的冰冷超纯水重悬浮细胞。然后加冰冷超纯水稀释至离心管的 2/3 体积。4 ℃，4000 g，离心 15 min，小心弃去上清液。

(5) 重复步骤(4)两次。

(6) 用 10%甘油重悬细胞至最终体积为 1 mL。(保证细胞的最终浓度为稀释 100 倍后 OD_{600} = 1)将细菌按 100 μL/管装入微量离心管，放于 -80 ℃进行电转化。

注：整个过程应冰浴操作，严格控制低温，以使菌体达到最佳感受状态。制备完后，用 1 ng/μL 的标准质粒 PUC18，电转感受态，鉴定感受态转化效率。

11. 辅助噬菌体 M13 的扩增

辅助噬菌体通常保存于 4 ℃，大量制备时应挑取遗传背景相同的单个空斑扩增，以减少变异株的产生。

(1) 挑取对 M13 敏感的 XL-Blue 克隆，加入到 2 mL 含 tet^+ 抗性的液体 LB 培养基中，220 rpm，37 ℃，振荡培养过夜。

(2) 第二天，按 1∶100 的比例接种到含 tet^+ 抗性的 4 mL 液体 LB 培养基中，220 rpm，37 ℃，振荡 1 h。

(3) 挑取分割良好的噬菌斑 5 个，220 rpm，37 ℃，振荡 2 h。

(4) 转入 100 mL 2×YT(含 kana、tet)液体培养基中，220 rpm，37 ℃，振荡培养过夜。

(5) 第二天将扩增的噬菌体，4000 g，4 ℃，离心 15 min。

(6) 分装噬菌体，4 ℃保存(至少可以使用半年)。

12. 噬菌体滴度的测定

准备无抗性 LB 培养板两个以及普通 LB 培养基，制备顶层琼脂(top agar)，冷却至

45 ℃保存。

(1) 前一天晚上挑取对 M13 敏感的 XL-Blue 克隆，第二天按 1∶100 接种，37 ℃，220 rpm，振荡至 OD_{600} =1.0。

(2) 将上述扩增的噬菌体溶液进行系列稀释(10^{-7}、10^{-8})。

(3) 取 OD_{600} =1.0 的 XL-Blue 菌，分装至 EP 管中(100 μL/管)。

(4) 将步骤(2)中稀释的噬菌体加入到 EP 管中，37 ℃，80 rpm，振荡 20 min。

(5) 加 3 mL 顶层琼脂至每个试管中，将试管立即导入无抗性的 LB 平板中，于 37 ℃恒温箱中过夜培养。第二天计算平板上的空斑数，以确定扩增的噬菌体的滴度(pfu)。

$$\text{PFU} \cdot \text{mL}^{-1} = \frac{\text{空斑数}}{\text{接种病毒的毫升}} \times \frac{1}{\text{病毒的稀释度}}$$

13. 电转化建立初级噬菌体抗体库

(1) 取感受态 10 支，分别加入 2 μL 经过除盐的连接产物，冰浴 5 min。

(2) 将连接产物与感受态的混合物加入到 2 mm 的电击杯中，勿加入气泡。

(3) 设置电穿孔条件为 2.5 kV，将电击杯底部的水擦干，之后进行电击，记录电穿孔时间，时间在 4.9～5.0 ms 为宜。

(4) 电击后立刻加入预冷的 1 mL 2×YT，37 ℃，220 rpm，振荡 1 h。

(5) 取 10 μL 进行系列稀释(10^{-3}、10^{-4})后涂 2×YT-AG 板，检测库容量(库容量=克隆数×稀释倍数)，另取 300 μL 加入到 200 μL 50%的甘油中，－80 ℃冻存。

(6) 余下平均分到 3 个 30 mL 2×YT-AG 的锥形瓶中，37 ℃，220 rpm，振荡至 OD_{600} =0.5，约 1.5～2 h。

(7) 按噬菌体∶细菌=20∶1 的比例，加入 M13 辅助噬菌体(大约为 2×10^{10} pfu)，37 ℃，220 rpm，振荡培养 1 h。

(8) 4000 g，离心 10 min，重悬沉淀于 200 mL 2×YT AMP-D-glucose 的培养基中，30 ℃，220 rpm，过夜振荡培养。

(9) 4000 g，离心 15 min，收集上清，加入 1/5 体积量的 5×PEG/NaCl，混匀，冰浴 1 h。

(10) 4 ℃，4000 g，离心 30 min，弃上清，用 2 mL PBS 重悬沉淀，建立初级 scFv 噬菌体抗体库，并按上述方法检测所获初级库上清的滴度。

为了使建立起来的初级噬菌体抗体库库容量足够大，进行电转化 30 次，将每次电转的库容量相加，就得到总的初级抗体库库容量。

14. 初级噬菌体抗体库的插入率、多样性分析

从 LB 平板中随机挑取 10 个单菌落，培养后，经菌液 PCR 分析其插入率，挑取阳性克隆送公司测序来鉴定所建立噬菌体抗体库的多样性。

菌液 PCR 步骤：

(1) 前一天晚上随机挑取 10 个克隆，加到 2 mL 含 AMP 抗性的 2×YT 液体培养基中，37 ℃，220 rpm，振荡过夜。

(2) 第二天，取 10 μL 加入到 PCR 管中，94 ℃，孵育 10 min。

(3) 按下列体系进行 PCR。

上述菌液	2 μL
dNTP mix(各 2.5 mM)	2 μL
H-extension(F)(10 μM)	1 μL
K/λ-extension(R)(10 μM)	1 μL
10×ES Taq PCR Buffer	2.5 μL
ES Taq DNA Polymerase(5 U/μL)	0.125 μL
ddH_2O	补至 25 μL

短暂离心混匀。

反应条件：94 ℃、5 min(94 ℃、50 s，55 ℃、50 s，72 ℃、50 s，25 个循环)，72 ℃、10 min。结束后，取 5 μL 用 1.5%的琼脂糖凝胶鉴定，以检测目的片段大小。

15. BCA 法测定 DR5 抗原浓度

按照下列步骤进行抗原浓度测定。

(1) 准备 0.5 mg/mL 的蛋白标准品。

在 96 孔板中，分别加入 0 μL、1 μL、2 μL、4 μL、8 μL、12 μL、16 μL、20 μL 已准备好的蛋白标准品，再加标准稀释液(PBS)补足至 20 μL/孔，使各孔的终浓度分别为 0 μg/mL、0.025 μg/mL、0.05 μg/mL、0.1 μg/mL、0.2 μg/mL、0.3 μg/mL、0.4 μg/mL、0.5 μg/mL。

(2) 在 96 孔板中加入 2 μL 的样品(必要时进行稀释)，每个样品 3 个复孔，最后用标准稀释液 PBS 补足至 20 μL/孔。

(3) 配制适量的 BCA 工作液。根据样品的数量，按 50∶1 的比例配制，即 50 体积的 BCA 试剂 A 液与 1 体积的 B 液充分混匀。

(4) 各孔补加混合后的 BCA 工作液 180 μL，最后共 200 μL/孔，于 37 ℃恒温箱中放置 30 min。

(5) 利用酶标仪测定 OD_{562}，根据标准曲线计算样品的蛋白浓度。

16. 第一轮富集筛选

(1) 将筛选特异性抗体的抗原用抗原包被液稀释成 30 μg/mL 包被到 ELISA 板中(ELISA 板提前用紫外线照射 30 min)，100 μL/孔，共 20 个孔，4 ℃过夜。

(2) 次日，弃去孔中的液体，用 PBS 洗 1 遍，用 3% BSA-PBS 100 μL/孔，37 ℃封闭 2 h。

(3) 弃去封闭液，加入噬菌体抗体库溶液，100 μL/孔，37 ℃孵育 2 h。

(4) 弃去孔中未结合的噬菌体，用 PBS 洗 5 遍，再用 0.05% PBST 洗 5 遍，最后用灭菌的超纯水洗 3 遍，吸干净每孔中的液体。

(5) 每孔加入 100 μL 甘氨酸-盐酸 pH=2.2 的洗脱液，室温孵育 10 min，其间不断用移液器吸头反复吹打，但勿吹出过多气泡。

(6) 每 10 个孔加到 2 mL EP 管中，加入 60 μL 2M Tris 碱，使溶液的 pH 值在 7.0 左右，以中和洗脱下来的噬菌体抗体溶液。

(7) 将噬菌体溶液加入到 2 mL 新鲜制备的 $OD_{600}=1$ 的 XL-Blue 菌中，37 ℃，80 rpm，离心 30 min。

(8) 转入 100 mL 三角瓶中，加入 2×YT(100 μg/mL Amp、200 μg/mL tet、2%G)培

养液至终体积为 10 mL，取 10 μL 涂布 2×YT-AG 平皿以测定洗脱下来的噬菌体(此为一筛出库量)，其余部分 37 ℃，220 rpm，振荡培养 1 h。

(9) 加入 200 mL 2×YT(100 μg/mL Amp)，37 ℃，220 rpm，振荡培养 1 h。

(10) 加入 10^{12} 的辅助噬菌体 M13，37 ℃孵育 2 h。

(11) 加入 Kana 70 μg/mL，37 ℃，220 rpm，振荡培养过夜。

(12) 第二天将上述细菌培养液室温下 4000 g 离心 15 min。

(13) 向上清中加入 1/5 体积的 PEG/NaCl，冰浴 1 h，之后 4 ℃，4000g，离心 30 min。

(14) 尽量弃去上清，用 2 mL 灭菌的 PBS 重悬，此为二级 scFv 噬菌体抗体库。

(15) 将上述噬菌体抗体库系列稀释至 10^{-8}，取 1 μL 加入 100 μL OD_{600}=1.0 的新鲜 XL-Blue 菌，37 ℃，80 rpm，离心 30 min，涂布 2×YT-AG 平皿，此为二筛入库滴度。

(16) 重复上述富集—筛选 3 次。筛选包被抗原浓度分别为 10 μg/mL、3 μg/mL、1 μg/mL，洗脱次数分别为 10 次、15 次、20 次，PBST 浓度逐渐增加，但不可过分洗脱。

17. 制备带筛选克隆

(1) 从第四轮淘洗后的平皿上随机挑取 30 克隆到 2 mL 2×YT-AG 液体培养基中，37 ℃，220 rpm，振荡培养过夜。

(2) 第二天按 1∶100 接种到 1 mL 2×YT-AG 液体培养基中，37 ℃，220 rpm，振荡培养至 OD_{600}=1.0。

(3) 加入 10^{10} pfu 的 M13 辅助噬菌体，37 ℃，1500 rpm，振荡培养 2 h。

(4) 4000 g，离心 20 min，小心弃去上清。

(5) 用 400 μL 2×YT-AG 重悬，37 ℃，220 rpm，振荡培养过夜。

(6) 第二天，4000 g，离心 20 min。取上清做 ELISA 检测。

18. ELISA 筛选阳性克隆

(1) 前一天晚上包板 1 μg/mL，4 ℃放置过夜。

(2) 取出 ELISA 板，PBS 洗 1 遍，加入 3% BSA-PBS，100 μL/孔，37 ℃封闭 2 h。

(3) PBS 洗 3 遍，加入上清 100 μL/孔，3% BSA-PBS 100 μL/孔为阴性对照，37 ℃孵育 2 h。

(4) PBST 洗 3 遍，加入 HRP-M13(1∶5000 稀释)100 μL/孔，37 ℃孵育 1 h。

(5) PBST 洗 7 遍，先加入 ELISA 显色液 A，后加入 B，各 50 μL/孔，避光室温放置 20 min。

(6) 加入终止液 50 μL/孔，酶标仪测 OD_{450} 值。

(7) 待测克隆 OD_{450} 值高于阴性对照 3 倍以上认为是阳性克隆。

(8) 取阳性克隆测序，获得各克隆抗体可变区序列。

【结果分析】

对可变区序列进行比对，将获得的抗体分类，为下一步进行亲和力成熟做好准备。

【注意事项】

(1) 为保证抗体库多样性，献血者不宜太少。

（2）为保证抗体库多样性，PCR 循环次数不宜太多。

（3）为保证抗体库库容量足够大，抗体库中有效插入率应大于 95%。

（4）为保证获得的抗体有足够亲和力，抗体库库容量应大于 10^7。

实验三　免疫标记技术

免疫标记技术(immunolabelling techniques)是指用荧光素、放射性同位素、酶、铁蛋白、胶体金及化学(或生物)发光剂等作为示踪物，标记抗体或抗原进行的抗原抗体反应，借助于荧光显微镜、酶标检测仪等仪器，对实验结果直接镜检观察或进行自动化测定，可在细胞、亚细胞以及分子水平上，对抗原抗体反应进行定性和定位研究；或应用各种液相和固相免疫分析方法，对体液中的半抗原、抗原或抗体进行定性定量测定。根据标记物的种类和检测方法不同，免疫标记技术可分为酶免疫技术(以酶联免疫吸附试验最为常用)、免疫荧光技术、放射免疫技术、发光免疫测定技术等。本部分主要介绍酶联免疫吸附技术以及免疫荧光技术。

一、酶联免疫吸附试验

酶联免疫吸附试验(enzyme-linked immunosorbent assay，ELISA)是 20 世纪 70 年代初期荷兰学者 Weeman 与 Schurrs 和瑞典学者 Engvall 与 Perlman 几乎同时提出的。ELISA 的提出及发展是 20 世纪以来生物分析化学领域所取得的最伟大成就之一。由于 ELISA 具有快速、敏感、简便、易于标准化等优点，因而得到迅速的发展和广泛应用。尽管早期的 ELISA 由于特异性不够高而妨碍了其在实际中应用的步伐，但随着方法的不断改进、材料的不断更新，尤其是采用基因工程方法制备包被抗原，采用针对某一抗原表位的单克隆抗体进行阻断 ELISA 试验，都大大提高了 ELISA 的特异性，加之电脑化程度极高的 ELISA 检测仪器的使用，ELISA 变得更为简便实用和标准化，从而成为最广泛应用的检测方法之一。

如今 ELISA 方法已被广泛应用于临床多种细菌和病毒等感染性疾病的诊断，在动物检疫方面，ELISA 在猪传染性胃肠炎、牛副结核病、牛传染性鼻气管炎、猪伪狂犬病、蓝舌病等的诊断中也已成为广泛采用的标准方法。另外，ELISA 快速检测试剂盒、试纸条已得到了广泛应用，市场上针对兽药、生物毒素等检测的商品化试剂盒已有许多，产品涉及食品中农兽药残留和各种污染物等的检测。

【实验目的】

通过乙肝表面抗原的测定，掌握 ELISA 的原理、方法步骤以及应用。

【实验原理】

ELISA 的基础是抗原或抗体的固定化及抗原或抗体的酶标记。结合在固相载体表面的抗原或抗体仍保持其免疫学活性，酶标记的抗原或抗体既保留其免疫学活性又保留其酶的活性。在测定时，待检样品(测定其中的抗体或抗原)与固相载体表面的抗原或抗体起反应。用洗涤的方法使固相载体上形成的抗原抗体复合物与液体中未反应的其他物质分开；再加入酶标记的抗原或抗体，抗原或抗体也通过反应而结合在固相载体上。此时固相载体上的酶量与样品中待检物质的量直接相关，故可根据酶作用于底物后呈色的深浅进行定性或定量分析。酶的催化率很高，间接地放大了免疫反应的结果，使测定方法达到很高的敏感性。

ELISA 常见类型与形式：

(1) 双抗体夹心法(见图 3-1)。该法主要用于检测大分子抗原，它是利用待检测抗原上的两个抗原决定簇 A 和 B 分别与固相载体上的抗体 A 和抗体 B 结合，形成“包被抗体 A-待测抗原-标记抗体 B”复合物，复合物的形成量与待检测抗原量呈正比。

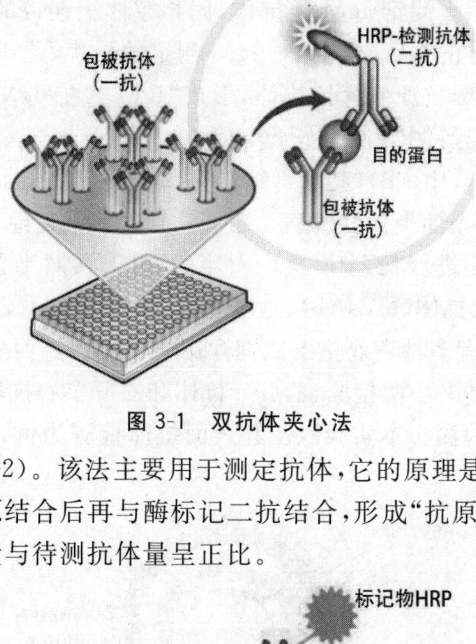

图 3-1　双抗体夹心法

(2) 间接法(见图 3-2)。该法主要用于测定抗体，它的原理是将已知抗原连接在固相载体上，待测抗体与抗原结合后再与酶标记二抗结合，形成“抗原-待测抗体-酶标记二抗”复合物，复合物的形成量与待测抗体量呈正比。

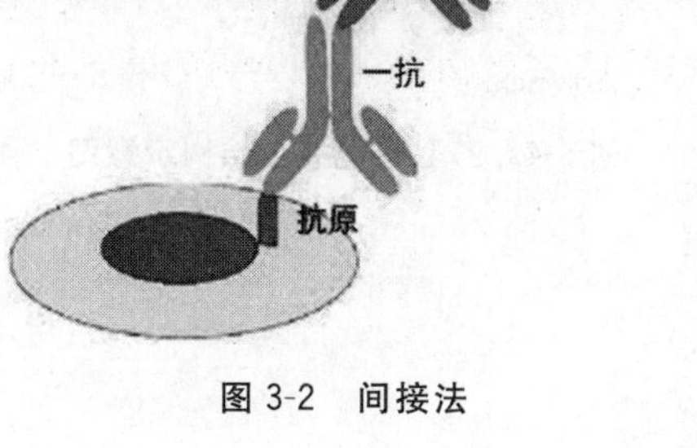

图 3-2　间接法

(3) 竞争法(见图 3-3)。该法既可用于检测抗原又可用于检测抗体,它利用标记抗原(抗体)与待测的非标记抗原(抗体)之间竞争性地与固相载体上的限量抗体(抗原)结合的原理,待测抗原(抗体)多,则形成非标记复合物多,标记抗原与抗体结合就少,也就是标记复合物少,因此显色程度与待测物含量呈反比。

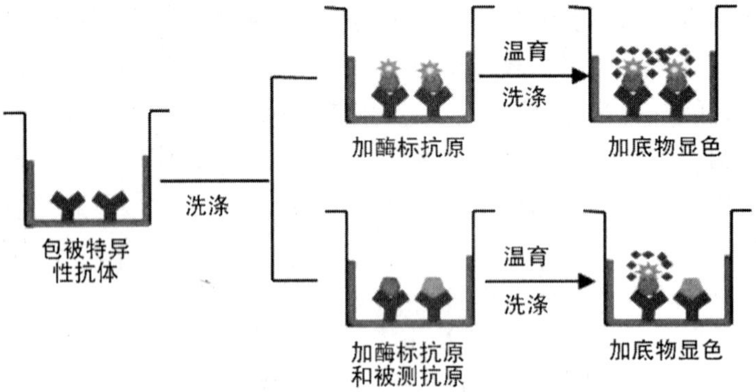

图 3-3 竞争法

(4) 捕获法。该法用于测定 IgM 类抗体,固相载体上连接的是 IgM 二抗,先将标本中的 IgM 类抗体捕获,防止 IgG 类抗体对 IgM 测定的干扰,此步骤也是其称为捕获法的原因所在,然后再加入特异抗原和标记抗体,形成"IgM 二抗-IgM 抗体-特异抗原-标记抗体"复合物,复合物含量与待测 IgM 成正比。

乙型病毒性肝炎(hepatitis B)(其病毒结构见图 3-4),简称乙肝,是由乙型肝炎病毒感染后,引起的肝脏急性或慢性炎症性疾病。乙肝病毒的传染途经主要为血液或体液传播。临床检验最常见的方法是进行"乙型肝炎两对半"检测。两对半包括 5 项内容:乙肝表面抗原(HBsAg)、乙肝表面抗体(HBsAb)、乙肝 e 抗原(HBeAg)、乙肝 e 抗体(HBeAb)、乙肝核心抗体(HBcAb)。有多种商业化的试剂盒用于检测乙肝两对半,通常乙肝表面抗原和乙肝 e 抗原通过双抗体夹心法检测,乙肝 e 抗体和乙肝核心抗体通过竞争法检测,乙肝表面抗体则通过间接法检测。本实验以乙肝表面抗原检测为例,介绍酶联免疫吸附试验检测的基本方法。

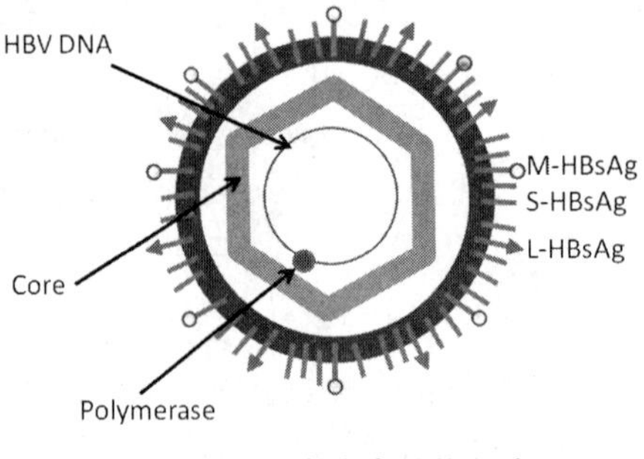

图 3-4 乙型肝炎病毒结构示意图

【实验材料】

1. 试剂

(1) 磷酸盐缓冲液(0.01 M PBS, pH 7.4)：称取 NaCl 8.0 g, $Na_2HPO_4 \cdot 12H_2O$ 2.9 g, $NaH_2PO_4 \cdot 2H_2O$ 0.3 g, 用 800 mL 纯水溶解并用纯水定容至 1 L, 高压灭菌 20 min, 4 ℃保存备用。

(2) 碳酸盐包被缓冲液(0.05 M CBS, pH 9.6)：称取 $Na_2CO_3 \cdot 10H_2O$ 4.29 g, $NaHCO_3$ 2.93 g, 溶于 1000 mL 纯水中, 高压蒸汽灭菌, 4 ℃保存备用。

(3) 洗涤缓冲液(PBST)：0.01 M pH 7.4 的 PBS 中加入终浓度 0.05%的 Tween-20。

(4) 封闭液：称取 NaCl 4.0 g, $Na_2HPO_4 \cdot 12H_2O$ 0.575 g, $NaH_2PO_4 \cdot 2H_2O$ 0.114 g, 用 400 mL 纯水溶解并用纯水定容至 500 mL, 加入终浓度 0.05%的 Tween-20, 高压灭菌 20 min, 4 ℃保存备用, 使用前加入终浓度 1%的 BSA。

(5) 二抗稀释液：称取 NaCl 3.66 g, $Na_2HPO_4 \cdot 12H_2O$ 0.309 g, $NaH_2PO_4 \cdot 2H_2O$ 0.039 g, 用 200 mL 纯水溶解并用纯水定容至 250 mL, 加入终浓度 0.25%的 Tween-20, 高压灭菌 20 min, 4 ℃保存备用。

(6) 显色液。

显色液 A：称取 $Na_2HPO_4 \cdot 12H_2O$ 3.69 g, 柠檬酸 1.02 g, 溶于 100 mL 去离子水中, 高压灭菌。冷却后加入 30%的 H_2O_2 使其终浓度为 0.1%。

显色液 B：称取柠檬酸 0.105 g, EDTA · Na_2 0.019 g, 溶于 100 mL 纯水中, 高压灭菌后冷却。避光称取 3,3,5,5-四甲基联苯胺 0.025 g 加到 0.8 mL DMSO 中沸水浴 10 min, 待其溶解后加到上述已灭菌的溶液中, 最后加甘油 20 mL, 避光分装。

(7) 终止液(2 M, H_2SO_4)：11.1 mL 98%的浓硫酸+88.9 mL 纯水。

(8) 抗体：抗 HBsAg 抗体, 酶标抗 HBsAg 抗体。

2. 耗材

吸水纸、微量移液器、遮光盖、封板膜、洗瓶。

3. 仪器

37 ℃培养箱、摇床、酶标仪。

【实验步骤】

(1) 包被：将抗 HBsAg 抗体用碳酸盐包被缓冲液 CBS 稀释到合适浓度, 100 μL/孔, 4 ℃包被过夜。

(2) 洗涤：将板内溶液甩出, 拍干, 并用洗涤液 PBST 清洗 3 次, 每次 2 min。

(3) 封闭：甩去洗液并于不掉纤维的吸水纸上拍干, 然后每孔加入 250 μL 封闭液, 于 37 ℃温箱中孵育 1.5 h; 去除封闭液备用。

(4) 加样：将样品(或稀释到适宜浓度的样品)加到包被孔中, 每孔 100 μL, 于 37 ℃温箱中反应 1 h。

(5) 加酶标抗体：弃去孔中样品, 充分洗涤后, 加入按合适比例稀释的酶标抗 HBsAg 抗体, 每孔 100 μL, 于 37 ℃温箱中反应 1 h。

(6) 显色：取出酶标板，重复第(2)步进行洗涤，然后每孔各加入 50 μL 显色液 A 和 B，于 37 ℃温箱中反应 15 min(根据实际情况适当调整显色时间和温度)。

(7) 终止和测值：取出酶标板，每孔加入 50 μL 终止液终止显色反应，然后用酶标仪测定各孔的 OD_{450} 值。

(8) 结果判读：以测定的 OD_{450} 值大于或等于阴性孔的 2.1 倍(即 P/N≥2.1)判定为阳性，对应抗血清稀释倍数最高且为阳性即为该血清的 ELISA 效价。

【结果分析】

各指标意义见表 3-1，表 3-2。

表 3-1 乙肝五项各指标阴阳性意义

意义	HBsAg	HBsAb	HBeAg	HBeAb	HBcAb
正常，需注射疫苗	－	－	－	－	－
正常，有抗体	－	＋	－	－	－
乙肝病毒携带者	＋	－	－	－	－
小三阳	＋	－	－	＋	＋
大三阳	＋	－	＋	－	＋

注："＋"表示阳性，"－"表示阴性。

表 3-2 乙肝五项结果指导意义

检测指标	缩写	指导意义
乙肝表面抗原	HBsAg	检验乙肝感染的最直接指标，但在感染初期和病毒被清除之后很可能检测不到(阴性)。连续 6 个月以上阳性表示慢性肝炎或是乙肝病毒携带者。这个指标阳性表示有传染性。另外在注射乙肝疫苗 72 小时之内呈阳性
乙肝表面抗体	HBsAb	如果病毒被清除，则表面抗原为阴性，表面抗体为阳性，表示感染过乙肝病毒已经痊愈，或者是注射过乙肝疫苗
乙肝 e 抗原	HBeAg	检验治疗进展的指标。通常在表面抗原出现后不久就出现(阳性)，表示乙肝病毒在大量复制，传染性强。但有些种类的乙肝病毒并不产生 e 抗原
乙肝 e 抗体	HBeAb	在 e 抗原出现后如果身体可以自动清除病毒则 e 抗体会出现(阳性)，通常表示身体正在大量杀死病毒，表示 HBV 复制水平低。通常和 e 抗原不会同时呈阳性，但也有由于病毒基因变异而出现 e 抗体，这种情况下 e 抗体阳性并不表明病毒正在减少，即"假小三阳"
乙肝核心抗体	HBcAb	和表面抗原一样是表明乙肝病毒存在的依据。提示 HBV 复制，多见于乙型肝炎急性期

以双抗体夹心法 ELISA 为例，当阳性对照为黄色，阴性对照为无色时，说明该试验系统正常，同时可用酶标仪测定阳性对照和阴性对照的 OD 值。隐性或空白对照 OD 值小于 0.05 按 0.05 计算，大于或等于 0.05 按实际值计算，只是当空白 OD 值大于 0.1 时，提

示非特异吸附存在或洗板不彻底。当样品测得的 OD 值是阴性的 2.1 倍以上时，判定样品为阳性；当小于 1.9 倍时，判为阴性；当在 1.9 和 2.1 倍之间时，属于灰区，不能直接判定，需要进一步检测确定。

竞争法结果判读刚好与双抗体夹心法和间接法相反，阴性对照为黄色，阳性对照为无色或淡黄色。一般可以通过抑制率来确定利用竞争法检测样本的阴阳性。抑制率表示标本在竞争结合中对阴性反应显色的抑制程度，按下式计算：

抑制率(%)=(阴性对照 A 值－标本 A 值)×100%/阴性对照 A 值

一般规定抑制率≥50%为阳性，<50%为阴性。

【注意事项】

(1) 确定抗原包被浓度时，同一种抗原在不同的 pH 下包被效率不同。

(2) 定量检测时，最好重复作 2～3 遍标准曲线以确保精确地定量测量。

(3) 快速加入样品，以最大限度减少由于孔数较多而造成的孵育时间不同所带来的误差。

(4) 洗涤时液体切勿溢出，防止交叉；同时甩去样本及洗涤液时，要垂直甩去，动作迅速，避免交叉。

二、免疫荧光技术

免疫荧光技术是以荧光物质标记的特异性抗体或抗原作为标准试剂，用于相应抗原或抗体的分析鉴定和定量测定。免疫荧光技术包括荧光抗体染色技术和荧光免疫测定两大类。荧光抗体染色技术是用荧光抗体对细胞、组织切片或其他标本中的抗原或抗体进行鉴定和定性检测，可在荧光显微镜下直接观察结果，称为荧光免疫显微技术，或是应用流式细胞仪进行自动化分析检测，称为流式荧光免疫技术。荧光免疫测定主要有时间分辨荧光免疫测定和荧光偏振免疫测定等，本次实验以荧光免疫显微技术检测抗核抗体(antinuclear antibody，ANA)为例进行学习。

【实验目的】

通过检测抗核抗体，掌握免疫荧光技术的原理、方法及应用范围。

【实验原理】

以小鼠肝细胞或某些培养细胞(如人喉癌上皮细胞 HEP-2)作为抗原片，将病人血清加到抗原片上，如果血清中含有 ANA，就会与细胞核成分特异性结合。加入荧光素标记的抗人 IgG 抗体又可与 ANA 结合，在荧光显微镜下可见细胞核部位呈现荧光。

【实验材料】

1. 动物及细胞

(1) 动物:C57BL/6 小鼠,雌雄,6~8 周龄。

(2) 细胞:人喉癌上皮细胞 HEP-2。

2. 试剂

(1) 硫氰酸荧光素(FITC)标记的抗人 IgG 抗体(FITC-抗人 IgG 抗体),临用时按效价稀释。

(2) 缓冲甘油:取甘油 9 份加 PBS 1 份,混匀。

(3) 其他试剂:0.01 mol/L pH 7.2 PBS、生理盐水、95%乙醇、丙酮、待测血清、阳性和阴性对照血清(临床标本筛选获得)。

3. 器材

解剖器械、载玻片、滤纸、记号笔、吹风机、荧光显微镜、37℃孵箱、有盖湿盒、染色缸(内装 PBS,分别标记 1、2、3)、吸管、试管等。

【实验步骤】

(1) 抗原片制备方法如下。

① 肝印片的制备:取 4~8 周龄小鼠,断颈处死后,剖腹取肝。将肝剪成平面块,用生理盐水洗去红细胞,用滤纸吸干渗出的浆液。将切片轻压于载玻片上,使其在载玻片上留下薄层肝细胞,冷风吹干,丙酮固定,放于 4 ℃冰箱(可保存一周)。

② HEP-2 细胞抗原片的制备:HEP-2 经适宜条件培养在载玻片上形成单层细胞抗原片,用洗涤液洗去培养基,干燥后,用 95%乙醇固定。

③ 肝切片的制备:取小鼠肝组织做冰冻切片,厚 4 μm,−30 ℃保存备用。

(2) 自冰箱中取出抗原片,用记号笔画圈标记。

(3) 待测血清和对照血清用 PBS 作 1∶10 稀释,滴加于抗原片上,放湿盒内,37 ℃孵育 30 min。

(4) 取出抗原片,用流水冲去未结合的血清,置 PBS(1、2、3 缸)中浸洗,每缸 5 min,吹风机吹干。

(5) 滴加适当稀释比例的 FITC-抗人 IgG 抗体,置湿盒内,37 ℃孵育 30 min。

(6) 同步骤(4)浸洗,吹风机吹干。

(7) 滴加缓冲甘油封片,用荧光显微镜检测。

【结果分析】

(1) 细胞核发黄绿色荧光为阳性染色细胞,不发荧光为阴性。抗原片中出现阳性染色细胞为 ANA 阳性,否则为阴性。阳性待测血清可进一步稀释后测定效价。

(2) 根据细胞核着染荧光的图像,可区分为:

① 均质型,即细胞核呈现均匀一致的荧光;

② 周边型,细胞核周围呈现荧光;

③ 斑点型(颗粒型),细胞核呈现斑点状荧光;

④ 核仁型,核仁部分呈现荧光;

⑤ 混合型,两种以上核染色;

⑥ 应用 HEP-2 细胞做抗原片可检出着丝点型。

【注意事项】

(1) 抗原片需保存于 2～8 ℃,如放置于－30 ℃可保存更长时间。

(2) 抗原片从冰箱中取出后应立即吹干。

(3) 待测血清应新鲜,或于－20 ℃保存。阳性血清置 4 ℃保存 1 周后,效价降低。

(4) 判断结果时,各实验室在自己的实验条件下,进行一定数量的正常人调查,确定出正常人血清 ANA 水平的上限。

三、免疫组织化学染色

【实验目的】

通过对小鼠结肠组织巨噬细胞染色的学习,掌握免疫组织化学的原理、方法和应用范围。

【实验原理】

免疫组织化学(Immunohistochemistry)又称免疫细胞化学,是指带显色剂标记的特异性抗体在组织细胞原位通过抗原抗体的特异性反应和组织化学的呈色反应,对相应抗原进行定性、定位、定量测定的一项新技术。它把免疫反应的特异性、组织化学的可见性巧妙地结合起来,借助显微镜的显像和放大作用,在细胞、亚细胞水平检测各种抗原物质,并可在原位显示相应的基因和基因表达产物。本实验以结肠组织为标本通过检测巨噬细胞标志物 F4/80 进行操作。

【实验材料】

(1) 动物:C57BL/6 小鼠。

(2) 试剂:兔抗小鼠 F4/80 抗体(一抗),生物素化抗兔抗体(二抗),辣根过氧化物酶标记的链霉亲和素—生物素复合物(SABC-HRP),3,3-四盐酸二氨基联苯胺(3,3-diaminobenzidine tetrahy drochioride,简称 DAB),铬明矾,明胶,酒精,石蜡,二甲苯,4% 多聚甲醛(PFA),麝香草酚,3% H_2O_2,中性树胶,pH 7.2 PBS 缓冲液,0.05 M Tris 缓冲液,1.0 mol/L HCl,pH 6.0 的 0.01 mol/L 枸橼酸盐缓冲液,0.2% Gill 氏苏木素溶液。

(3) 器材:手术器械,冰箱,60 ℃烤箱,水浴箱,微波炉,50 μL 微量加样器,载玻片,烧杯,玻片架,结肠组织标本,方形染缸数个,切片机,光学显微镜。

【实验步骤】

1. 结肠组织的石蜡切片制作

(1) 结肠组织的固定：处死小鼠以后取结肠约 2 cm，用 1 mL 注射器吸取 PBS 将结肠里的粪便冲洗干净，放于 4%PFA 中固定 24 h。（注意不要让组织漂在液面上，需要完全浸润在 PFA 里）

(2) 蜡块及切片制作：修剪组织使组织切面尽量平整，将组织放入白色包埋框内，并用铅笔标记分组名称和时间。细流水冲洗结肠组织大概 30 min，然后将装有组织的包埋框放入自动脱水机脱水、透明、浸蜡处理。脱水机程序设置如下：75%乙醇，1 h→85%乙醇，1 h→90%乙醇，1 h→95%乙醇，1 h→100%乙醇Ⅰ，1 h→100%乙醇Ⅱ，1 h→二甲苯Ⅰ，45 min→二甲苯Ⅱ，45 min→石蜡Ⅰ，1 h→石蜡Ⅱ，1 h→石蜡Ⅲ，45 min。将组织最后从蜡缸里取出，立刻放于包埋机中（提前打开包埋机使蜡缸里的蜡融化，温度设定为 62 ℃）。为使结肠组织可垂直立于包埋模具内，可在包埋模具里先倒入少许蜡液，待蜡液半凝固时，将结肠组织垂直插入再灌满蜡液即可。待蜡液完全凝固后，可以将蜡块从模具上取下进行切片。用组织切片机将组织切成厚 4 μm 的连续切片，并放于 37 ℃温水中展平，然后贴于防脱载玻片上，于烤片机上 60 ℃烤 2～4 h，放片盒常温保存。

2. 结肠组织的免疫组织化学染色

(1) 脱蜡：将组织切片依次放入二甲苯Ⅰ、Ⅱ、Ⅲ中各 10 min，无水乙醇Ⅰ、Ⅱ，95%乙醇，90%乙醇，80%乙醇，70%乙醇中各 5 min。

(2) 复水：去离子水洗组织切片 3 次，5 min/次（摇床）。

(3) 过氧化氢封闭消除内源性过氧化物酶的影响：3% H_2O_2，室温避光反应 20 min。

(4) PBS 洗 3 次（摇床），5 min/次。

(5) 抗原修复：在修复缸里加枸橼酸盐缓冲液（pH 6.0），直至没过整个切片（盖过载玻片的最上边）。先微波高火加热 3 min，煮沸后断电，再计时 15 min，每隔 2 min 中高火加热 20 s，直到 15 min 时间结束。

(6) 室温下自然冷却，约需 1 h。

(7) PBS 洗 3 次（摇床），5 min/次。

(8) 5%BSA 封闭：在组织周围用组化笔画圈，以防液体外溢。在组织上滴加 5% BSA（浓度可调整），每个组织 50 μL（量和浓度可适当调整），室温封闭 30 min（可调整）。

(9) 孵育一抗（一抗浓度需要预实验确定）：用滤纸吸去 BSA，直接滴加一抗，置于 4 ℃冰箱过夜。

(10) 取出切片，PBS 洗 3 次（摇床），5 min/次，滤纸吸干。

(11) 滴加生物素化的二抗 50～100 μL，室温孵育 40 min～1 h。

(12) PBS 洗 3 次（摇床），5 min/次，滤纸吸干。

(13) 滴加 SABC（HRP 标记），室温孵育 20～30 min。

(14) PBS 洗 3 次（摇床），5 min/次，滤纸吸干。

(15) AEC 显色（红色）：显色液 A∶B∶C＝1∶2∶1，即 1 mL 去离子水滴加 1 滴 A 液、2 滴 B 液和 1 滴 C 液。每个组织上滴加 50 μL，显微镜下观察显色情况，ddH_2O 终止显色。一般此步可以用DAB显色(棕黄色),DAB显色较AEC时间快,但DAB显色以后在第16步后需要进行脱水透明步骤,用中性树胶封片。

(16) 苏木素染核:苏木素染核5 s(苏木素厂家和批号不同,染色时间也不同,组织核染色不宜过深,与H&E不同),流水冲10 min,显微镜下观察染色情况。

(17) 封片:明胶封片。

(18) 全自动显微镜扫描切片分析。

【结果分析】

结果可见,结肠组织切片中具有明显的巨噬细胞,其胞膜被AEC染色而呈现红色,胞核被苏木素染色而呈现棕色,其他阴性细胞胞膜无着色,胞核呈现棕色。

【注意事项】

(1) 从自动脱水机里取出组织后应立即将其放入包埋机里。

(2) 室温保存的组织蜡块放到冷冻台降温时,不宜直接将组织朝下贴近冷冻台,这样易使蜡块裂开,可以将有组织的那面朝上放置进行降温。

(3) 切片数量根据实验需要而定,但需留多余切片用于作每次实验的阴性对照或做确定抗体浓度的预实验。

四、其他免疫标记技术

除了上述的酶联免疫吸附试验、免疫荧光技术以及免疫组织化学染色外,胶体金标记技术、斑点金免疫渗滤试验、化学发光免疫分析、生物素—亲和素免疫标记技术、放射免疫技术等也都属于免疫标记技术范畴。本部分主要介绍胶体金标记技术、斑点金免疫渗滤试验、化学发光免疫分析和生物素—亲和素免疫标记技术。

(一) 胶体金标记技术

【实验目的】

以检测人绒毛膜促性腺激素(HCG)为例,掌握胶体金的制备方法以及在体外诊断中的应用。

【实验原理】

胶体金是由氯金酸($HAuCl_4$)在还原剂如白磷、抗坏血酸、枸橼酸钠、鞣酸等作用下,聚合成一定大小的金颗粒,并由于静电作用成为一种稳定的胶体状态,形成带负电的疏水胶溶液,由于静电作用而成为稳定的胶体状态,故称胶体金(见图3-5)。

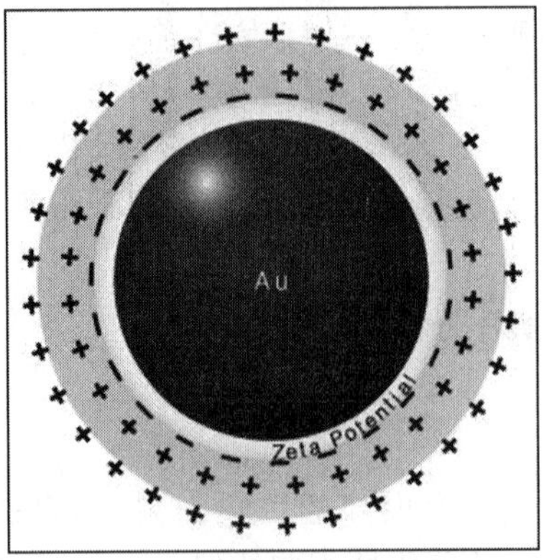

图 3-5 胶体金的双离子层结构

胶体金标记蛋白质的原理：一般认为是由于 pH 等于或稍偏高于蛋白质等电点时，蛋白质呈电中性，此时蛋白质分子与胶体金颗粒相互间的静电作用较小，但蛋白质分子的表面张力却最大，处于一种微弱的水化状态，较易吸附于金颗粒的表面。由于蛋白质分子牢固地结合在金颗粒的表面，形成一个蛋白层，阻止了胶体金颗粒的相互接触，因而使胶体金处于稳定状态。当 pH 低于蛋白质等电点时，蛋白质带正电荷，胶体金带负电荷，二者极易静电结合形成大的聚合物。当 pH 高于蛋白质等电点时，蛋白质带负电荷，与金颗粒的负电荷相互排斥而不能互相结合。为防止蛋白质与胶体金的聚合与沉淀，常用牛血清白蛋白(BSA)、卵清蛋白(OVA)、聚乙二醇(PEG)或明胶作稳定剂。用 Sephacryb S-400(丙烯葡聚糖 S-400)层析分离纯化胶体金蛋白标记物只适用于以 BSA 作稳定剂。

【实验材料】

1. 试剂

(1) 0.01 M PBS 缓冲液(pH 7.2～7.4)：依次量取 0.3 g $NaH_2PO_4 \cdot 2H_2O$，2.9 g $Na_2HPO_4 \cdot 12H_2O$ 和 8 g NaCl，加入装有 800 mL 超纯水的洁净大烧杯中，搅拌使之完全溶解，定容至 1000 mL，用 0.22 μm 滤膜过滤除菌，分装到 250 mL 丝口瓶中，4 ℃冷藏保存备用。

(2) 1 M K_2CO_3 溶液(5 mL)：将 691 mg K_2CO_3 溶于 5 mL 超纯水，完全溶解后过滤，1 mL/支分装，取一支于 4 ℃冷藏备用，其余冻于－20 ℃。

(3) 0.1 M K_2CO_3 溶液(1 mL)：取上述制得的 1 M K_2CO_3 溶液 100 μL 加入到 900 μL 的超纯水中混匀，置于 4 ℃备用。

(4) 样品垫处理液(50 mL)：向 47 mL PBS(pH 7.2～7.4)中加入 2.5 mL 胎牛血清和 500 μL Tween-20，用 0.22 μm 滤膜过滤除菌后即刻使用。

(5) 重悬液(300 mL)：依次量取 744 mg $Na_2HPO_4 \cdot 12H_2O$，201 mg $NaH_2PO_4 \cdot 2H_2O$ 和 300 mg NaCl，将上述三种试剂溶于装有 250 mL 超纯水的烧杯中，置于搅拌器上搅拌至固体全部溶解，定容至 300 mL，最后加入 150 μL Tween-20，继续搅拌至充分混匀，过滤灭菌，100 mL/瓶分装于丝口瓶中，4 ℃冷藏备用。

(6) 工作液(10 mL)：取 9 mL 上述重悬液，并依次加入 50 mg BSA，1 g 蔗糖和 500 mg

海藻糖，振荡至完全溶解，定容至 10 mL，过滤灭菌后 1 mL/支分装，取一支于 4 ℃冷藏备用，其余放于−20 ℃。

2. 耗材

吸水纸、玻纤、NC 膜、底板、移液器、卡壳。

3. 仪器

电炉、37 ℃鼓风干燥箱、混悬仪、划膜喷金仪、可编程切条机。

【实验步骤】

1. 胶体金的制备

采用枸橼酸钠还原 $HAuCl_4$ 的方法制备胶体金，通过改变枸橼酸钠的浓度调整其大小，具体步骤如下。

(1) 取 1080 μL 超纯水于 EP 管中，加入 120 μL 10% $HAuCl_4$，混匀后用 0.22 μm 滤膜过滤得 1% $HAuCl_4$ 溶液。

(2) 称取 22.5 mg 枸橼酸钠溶于 1.5 mL 超纯水中，溶解过滤得 1.5% 枸橼酸钠溶液。

(3) 取 80 mL 超纯水于一干净锥形瓶中，用电炉加热至有气泡升起时，加入 1 mL 1% $HAuCl_4$ 溶液，加热至沸腾后加入 1 mL 1.5% 枸橼酸钠，此时锥形瓶中溶液的颜色由黑色转变为酒红色，继续加热 7 min，取下锥形瓶，室温自然冷却后用容量瓶定容至 100 mL，4 ℃储存备用。

2. 胶体金试剂盒的制备

(1) 抗体最佳标记 pH 的优化。

采用 10% NaCl 颜色反应优化抗 HCG 抗体 1 与胶体金结合的最佳 pH。原理如下：胶体金由一个金核和包裹在外的双离子层组成，靠近金核的是内层负离子（$AuCl^{2-}$），外围 H^+ 离子层则散布于胶体之间的溶液中，以维持悬浮状态。当加入强离子（如 10% NaCl）时，金核表面的负离子层遭到破坏而使溶胶聚沉呈蓝色；但如果足量的蛋白质结合了胶体金表面的所有活性位点，类似于在其表面形成了另外一层保护层，那么当加入强离子时便不会出现聚沉；若保护蛋白不足以将胶体金的表面位点完全封闭，则加入 10% NaCl 后胶体金会发生聚沉，其颜色也会有所变化，随着保护蛋白浓度的减少，胶体金颜色由原来的葡萄酒色变成紫色再到蓝灰色。依据胶体金的色泽可确定待标记抗体的最佳 pH 值。将胶体金最先不变色时对应的 pH+0.5 定为标记的最佳 pH 值。

(2) 抗体最佳标记浓度的优化。

与上述优化最佳 pH 原理类似，将胶体金的 pH 调至最佳后，标记不同浓度的抗 HCG 抗体 1，观察颜色变化，将胶体金最先不变色时对应的抗体浓度提高 20% 定为最佳标记量，因为在接近且略高于蛋白等电点处标记较合适，此时蛋白在胶体金表面的吸附量达到最大。

(3) 样品垫的制备。

将玻纤 GF-06 按 10 cm×2.2 cm 的规格进行切割，并在样品垫处理液内浸泡 10 min，轻轻挤压以去除多余的液体，放入 37 ℃干燥箱内干燥备用。

(4) 结合垫的制备。

将制备的标记探针铺于规格为 80 mm×2.8 mm 的玻纤 GF-06 上，放入 37 ℃干燥箱内干燥 3 h 备用。制备结合垫的方法如下。

① 调节 pH：取 1 mL 胶体金于一洁净的 EP 管中，用移液枪取 0.1 M K_2CO_3 调 pH 至最佳。

② 标记抗体：加入标记抗体使标记量最优化，室温混匀 30 min 使单抗与胶体金充分结合。

③ 封闭：加入 BSA 使其终浓度为 1%，室温混匀 30 min。

④ 离心：10 000 rpm 离心 10 min，弃上清，加入 1 mL 重悬液使下层沉淀重悬，室温混匀 5 min，再次 10 000 rpm 离心 10 min。

⑤ 重悬：弃上清，用 120 μL 工作液重悬沉淀，混匀，得标记抗体。

⑥ 铺垫：将标记抗体均匀铺于玻纤 GF-06 上或储存于 4 ℃备用。

⑦ 干燥：将包被有标记探针的玻纤在 37 ℃干燥箱中干燥 3 h，使其在玻纤上固定，之后取出放入装有干燥剂的密封袋中备用。

(5) 反应垫的制备。

将 NC 膜切割成 100 mm×25 mm 的规格，贴到底板中间，用 PBS 将包被抗体-抗 HCG 抗体 2 稀释至最佳浓度，用作检测带的包被抗体；同时用 PBS 将羊抗鼠 IgG 稀释至最适浓度，用作质控带的包被抗体；用划膜喷金仪将上述包被抗体以适宜的速度划膜后，放入干燥箱中干燥 2 h，取出放入装有干燥剂的密封袋中保存备用。

(6) 胶体金试剂盒的组装。

取出干燥后贴有 NC 膜的 PVC 板，在顶端贴上 100 mm×17 mm 的吸水纸，使其与 NC 膜重叠 2 mm；在 NC 膜底端贴上结合垫，使其与 NC 膜重叠 1 mm；再在结合垫底端粘贴样品垫，使其与结合垫重叠 2 mm；将超出 PVC 底板外的部分剪去。将组装的试纸条用切条机剪成 4 mm×60 mm 大小，卡入塑料壳便于检测样品或于干燥、密封环境中避光储存。将待测样品加入样品孔即可检测。

【结果分析】

如果控制带和检测带均显色，说明样品中含有人绒毛膜促性腺激素；

如果控制带显色，检测带不显色，说明样品中不含人绒毛膜促性腺激素；

如果控制带不显色，无论检测带显色与否，均说明试剂盒检测结果无效。

【注意事项】

(1) 制备所用的烧瓶、容量瓶必须清洗干净。

(2) 该实验所涉及的水均需要是超纯水。

(3) 加入枸橼酸钠时，溶液必须处于沸腾状态。

(4) 待标胶体金溶液的准备：胶体金与蛋白质的结合成功与否，取决于 pH 值，一般只有在蛋白质等电点(PI)略偏碱的条件下二者才能牢固地结合，因此，标记之前须将胶体金溶液的 pH 值调至待标记蛋白质的等电点略偏碱。需要提高胶体金的 pH 值时可用 0.1 M K_2CO_3，需要降低胶体金的 pH 值时可用 0.1 M HCl。测定胶体金溶液的 pH 值可能损害 pH 测定计的探头，因此，一般用精密的 pH 试纸测定其 pH 值。

（二）斑点金免疫渗滤试验

【实验目的】

通过该实验掌握斑点金免疫渗滤试验的原理、操作方法及在体外诊断中的应用。

【实验原理】

斑点金免疫渗滤试验（dot immunogold filtration assay，DIGFA）又称滴金免疫测定法，简称“滴金法”（见图 3-6）。因其最大的特点是简便、快速，可单份测定和立等结果，故又称为快速斑点免疫结合试验。除试剂外，无须任何仪器设备，且试剂稳定、结果易保存，因此特别适用于急诊检验和基层医院开展。缺点是不能准确定量，所以主要限于检测正常体液中不存在的物质（如诊断传染病中的抗原或抗体）以及正常含量极低而在特殊情况下异常升高的物质（如 HCG）。

选取两株抗 HCG 不同决定簇的抗体，其中一株抗 HCG 抗体用胶体金标记，制备成抗 HCG 免疫金复合物；另一株抗 HCG 抗体吸附于 NC 膜表面形成斑点。当滴加在膜上的标本液体渗滤过 NC 膜，其后加入的抗 HCG 免疫金复合物可在渗滤中与已结合在膜上的 HCG 相结合。因胶体金本身呈红色，阳性反应即在膜中央显示红色斑点，斑点颜色的深浅与标本中 HCG 含量呈正比。

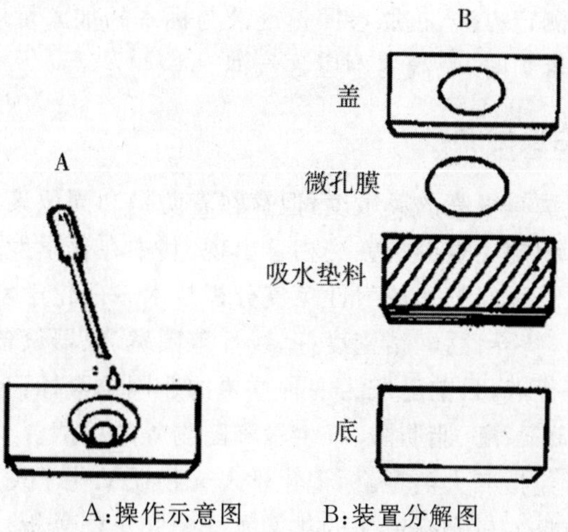

A：操作示意图　　B：装置分解图

图 3-6　DIGFA 渗滤装置及操作示意图

【实验材料】

（1）标本：孕妇尿。

（2）试剂盒：抗原参照标准液（HCG 50 mU/mL）、抗 HCG 免疫金复合物、洗涤液（0.02 mol/L pH 7.2 PBS）、滴金法反应板（由塑料小盒、吸水垫料和吸附抗 HCG 抗体的 NC 膜组成）。

(3) 器材:试管、微量移液器等。

【实验步骤】

(1) 取滴金法反应板两个,平放于实验台上,于小孔内分别标明"T"和"R"。

(2) 在"R"孔内滴加抗原参照标准液 6 滴,在"T"孔内滴加尿液标本 6 滴,等完全渗入。

(3) 每孔滴加抗 HCG 免疫金复合物 3 滴于 NC 膜上,等完全渗入。

(4) 每孔加洗涤液 3 滴,等完全渗入。

(5) 目测结果。

【结果分析】

(1) 抗原参照标准液孔膜上应有清晰的淡红色斑点出现。

(2) 若标本孔膜上无红色斑点,或斑点显色浅于参照标准液孔,则说明标本中 HCG 含量低于 50 mU/mL;若标本孔膜上斑点显色深于参照孔,则说明标本中 HCG 含量大于 50 mU/mL。

(3) 若测定标本为强阳性,可用洗涤液稀释,按同样的方法测定,稀释至标本斑点与参照孔颜色相当,即可知标本 HCG 含量(50 mU/mL×稀释倍数)。

【注意事项】

(1) 本试验为对比测定方法,抗原参照标准液与标本的加入量应尽量一致。

(2) 滴加免疫金复合物时,液滴内不应含气泡。

(三) 化学发光免疫分析

虽然放射免疫分析法有很高的灵敏度,但存在着防护和同位素污染等问题。近年来,许多非放射性同位素标记的免疫分析方法相继出现,其中在化学发光反应和抗原-抗体特异性识别基础上建立了一种新的非放射性免疫分析技术——化学发光免疫分析法。由于这种方法具有灵敏度高、特异性强、精密度好、线性范围宽、仪器设备简单、试剂价格低廉、方法稳定和检测快速等优点,目前已成为一种重要的非同位素标记免疫分析方法,用于各种抗原、半抗原、抗体、激素、酶、脂肪酸、维生素和药物等的检测。

化学发光免疫分析包括三大类型:标记化学发光物质的化学发光免疫分析、标记荧光物质的荧光化学发光免疫分析和标记酶的化学发光酶联免疫分析。下面以耦合放大化学发光酶联免疫分析法检测人血清中乙型肝炎表面抗原(HBsAg)为例叙述之。

【实验目的】

通过检测血清中乙型肝炎表面抗原,掌握化学发光免疫分析的原理、方法以及应用。

【实验原理】

尽管辣根过氧化物酶(HRP)可以催化 Luminol-H_2O_2 反应体系产生化学发光,但该体系的检测灵敏度不够高，不能满足酶联免疫测定的要求。因此，为了提高体系的检测灵敏度，可将 HRP 催化 H_2O_2 氧化曙红（Eosin）的反应与该反应产物增强 HRP 催化 Luminol-H_2O_2 的化学发光反应相耦合，建立耦合放大化学发光酶联免疫分析法。这里酶的活性是基于下列耦合放大化学发光反应进行检测的。

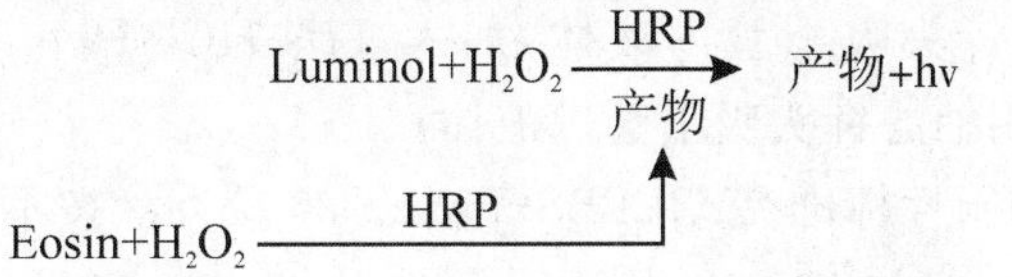

本实验采用双抗体夹心法进行测定，方法原理如图 3-7 所示。

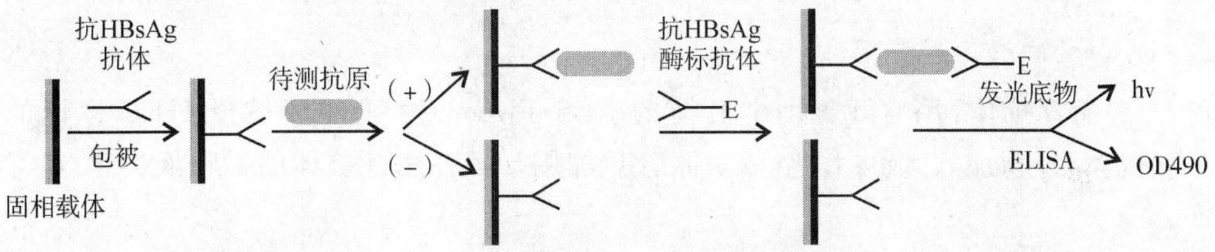

图 3-7　双抗体夹心法检测 HBsAg

从图中可以看出：血清中 HBsAg 含量越高，结合的酶标抗体越多，则耦合放大化学发光强度越强，反之亦然。因此，可以根据检测到的化学发光强度来间接定量人血清中 HBsAg 的水平。

【实验材料】

1. 试剂

(1) 包被液：0.05 M、pH 9.6 Na_2CO_3 缓冲液。

(2) 抗体稀释液：0.01 M、pH 7.4 PBS-Tween-20 缓冲液。

(3) 洗涤液：0.02 M、pH 7.4 Tris-HCl-Tween-20 缓冲液。

(4) 抗 HBsAg 抗体。

(5) HRP 标记的抗 HBsAg 抗体。

(6) 正常人血清（HBsAg 阴性血清对照）。

(7) HBsAg 阳性标准品。

(8) 待检血清。

(9) 小牛血清。

(10) 底物溶液：1.0 mL EDTA（1.0×10^{-2} M）＋2.0 mL Eosin（1.0×10^{-3} M）＋1.0 mL H_2O_2（7.5×10^{-3} M）＋0.4 mL HCl（1.0×10^{-2} M）＋0.2 mL Tween-20（1%），用蒸馏水定容至 25 mL。

(11) Luminol：5.0×10^{-4} M。

2. 器材

LKB-1250 Lumimeter、隔水式电热恒温箱、各种规格加样器、小玻璃试管、聚苯乙烯珠、洗瓶、抽滤装置等。

【实验步骤】

(1) 包被抗体:在每个小试管中,加入聚苯乙烯珠各一枚,再加入 300 μL 用 0.05 M、pH 9.6 碳酸盐缓冲液稀释的抗 HBsAg 抗体,同时设空白对照,置 4 ℃过夜。

(2) 洗涤:用抽滤针头吸干管内液体,加入 Tris-HCl-Tween-20 洗涤 3 次,每次加 2 mL,放置 3～5 min,用抽滤针头吸干管内液体。

(3) 加待检血清和阳性标准品:用 PBS-Tween-20 缓冲液按不同倍数稀释 HBsAg 阳性标准品或待检血清,每管加 300 μL,同时设阴性对照;空白对照管只加抗体稀释液。置 37 ℃孵育 2 h。

(4) 洗涤:同(2)。

(5) 加酶标抗体:用含 1% 小牛血清的 PBS-Tween-20 缓冲液稀释 HRP 标记的抗 HBsAg 抗体,每管加入 300 μL,空白对照管只加用于稀释酶标抗体的稀释液。置 37 ℃孵育 2 h。

(6) 洗涤:同(2)。

(7) 化学发光测定:给每管加入 300 μL 底物溶液,置 37 ℃保温 20 min;然后将小试管放入 LKB-1250 Lumimeter 中并置于测量位置,加入 300 μL 5.0×10^{-4} M Luminol。用记录仪记录化学发光强度,同时用 ELISA 方法进行对照,结果采用 ELISA 读数仪测量。

【结果分析】

(1) 定性:按下列公式判别阳性、阴性。

$$S/N=\frac{L样品-L空白}{L阴性对照-L空白}=商\begin{cases}\geq 2.1 & 为阳性\\ <2.1 & 为阴性\end{cases}$$

(2) 定量:以不同稀释度的 HBsAg 阳性标准品的化学发光强度为纵坐标,不同稀释倍数为横坐标,作出剂量反应曲线(标准曲线),则待检样品中 HBsAg 的含量就可由测量的化学发光强度测算得到。

【注意事项】

(1) 洗涤要彻底,以避免因血清中其他来源的过氧化物酶类物质所产生的非特异性反应而影响测定结果。

(2) 实验中,应分别设置阳性、阴性、空白对照以参比,且每份样品均应做 3 个复管,以保证实验结果的准确性。

(3) 为了克服酶标抗体因非特异性吸附而造成的本底值太高,可用适量小牛血清加以抑制。

(4) 由于加入 Luminol 后,可迅速产生化学发光并使发光在 1 min 内达到峰值,然后很快衰减到基线水平,因此只有当小试管置于仪器的测量位置时,方可加入 Luminol。

(5) 底物的加入是为了增强化学发光反应强度,但只有当底物分子与酶催化活性中心充分接触时,反应速度才能加快,当反应进行 15 min 达到平衡时,化学发光强度则不再随时间的延长而变化,且 1 h 内保持稳定。因此,控制底物与酶反应 15 min 后加 Luminol

进行化学发光测定。

(四) 生物素—亲和素免疫标记技术

生物素—亲和素系统(biotin-avidin system，BAS)是20世纪70年代后期应用于免疫学并得到迅速发展的一种新型生物反应放大系统。它具有生物素与亲和素之间的高度亲和力及多级放大效应，并与荧光素、酶、同位素等免疫标记技术有机地结合，使各种示踪免疫分析的特异性和灵敏度进一步提高。BAS已经广泛应用于生物医学实验研究的各个领域，既可用于微量抗原、抗体和受体的定量、定性检测及定位观察研究，也可制成亲和介质用于上述各类反应体系中反应物的分离、纯化。

BAS用于ELISA检测的基本方法有以下三种。

(1) BAB(或BRAB)(BAB-ELISA)法：将抗原与生物化抗体共温育，然后加游离亲和素，可使抗原抗体复合物通过生物素与多价亲和素结合，最后再加酶标生物素(B*)，则使大量酶分子积聚在复合物周围，加入底物产生强烈酶促反应，大大优于传统ELISA。此法的反应层次为：固相抗体＋待测抗原＋生物素化抗体＋亲和素＋生物素化酶＋底物显色。

(2) BA(BA-ELISA)法：以酶标记亲和素代替BAB法中游离的亲和素，省去标记生物素步骤。反应层次为：固相抗体＋待测抗原＋生物素化抗体＋酶标亲和素＋底物显色。

(3) ABC(ABC-ELISA)法：按比例将亲和素和酶标生物素(B*)共温育，形成复合物(即亲和素-生物素化酶复合物，AB*C)，AB*C与生物素化的抗体接触时，AB*C中未饱和的亲和素结合部位可与抗体分子上的生物素结合，使Ag-Ab反应系统与AB*C连成一体。此法的反应层次为：固相抗体＋待测抗原＋生物素化抗体＋亲和素-生物素化酶复合物＋底物显色。

以上是用于检测未知抗原的三种方法，也可标记抗原检测未知抗体，方法与上述方法相似。

其他标记物BAS法，如荧光BAS法、铁蛋白BAS法、BAR血凝检测法等，是分别以荧光素、铁蛋白、红细胞代替酶作为标记物的方法。

BAS在临床上主要用于以下一些方面。

(1) 细胞表面组分的检测和定位，常以酶、荧光素及铁蛋白为标记材料。

(2) 检测可溶性抗原及抗体，也常检测细菌、病毒，比常规的ELISA和免疫荧光灵敏4～16倍。

(3) 检测IgE、IgG等免疫球蛋白。

(4) 核酸的研究，以生物素为探针进行定位检测核酸，进行基因分离与纯化。

(5) 检测肿瘤相关抗原和抗体。

(6) 用亲和素-生物素化酶复合物(AB*C)染色法进行免疫组化研究，比酶标PAP法更敏感。

目前国内BAS在ELISA监测中的应用以BA法和ABC法较多。至于其他标记材料(如荧光素、铁蛋白和血蓝蛋白等)的BAS检测系统，只要制备或得到了相应标记物，再根据BAS的基本原理及基本方法即可自行探索建立实验程序。

【实验目的】

本实验以 BA-ELISA 法为例，要求掌握 BA-ELISA 法的实验原理，熟悉其操作步骤，了解 BAS 的临床意义。

【实验原理】

BA-ELISA 是在常规 ELISA 原理的基础上，结合生物素(B)与亲和素(A)之间的高度放大作用而建立的一种检测系统。亲和素对生物素有非常高的亲和力(亲和常数高达 $10^{15}\ M^{-1}$)，而生物素又很易与蛋白质(如抗体等)以共价键结合。这样，结合了酶的亲和素分子与结合有特异性抗体的生物素分子产生反应，既起到了多极放大作用，又由于酶在遇到相应底物时的催化作用而呈色，达到检测未知抗原(或抗体)分子的目的。

【实验材料】

1. 试剂

(1) 生物素化抗体：可根据需要购买，也可以自制。制备生物素化抗体的一般程序是：用 0.1 M $NaHCO_3$ 溶液将纯化的抗体稀释为 1 g/L，将生物素酰-N 羟基丁二酰亚胺脂(BNHS，国内有售)用二甲基甲酰胺溶解，浓度为 20 g/L，在 1 mL 抗体溶液中加 BNHS 液 20 μL，混匀后室温(22 ℃)下反应 2 h，然后在 4 ℃对 PBS 透析 24 h，确定工作浓度后即可使用。

(2) 酶标记的亲和素：有商品化产品销售，可按其说明书进行稀释及使用；如果自行制备，可采用 Wilson 的过碘酸钠标记法。

(3) 抗原、抗体和参考血清等。

2. 其他的试剂和器材可参照 ELISA 部分

【实验步骤】

方法一：用于测未知抗原的 BA-ELISA(检测乙肝表面抗原 HBsAg)。

(1) 包被抗体：用包被缓冲液将已知针对 HBsAg 的抗体 A 作适当稀释，在每个聚苯乙烯酶标板的反应孔中加入 0.1 mL，4 ℃过夜(18～24 h)。次日，弃去孔内溶液，用洗涤缓冲液洗 3 次，每次 3 min。

(2) 加样：加入待检样品(HBsAg)或作适当稀释的标准参考品于反应孔中，同时设空白、阴性和阳性对照孔。37 ℃孵育 1 h，洗涤。

(3) 加 B-Ab：加入已作适当稀释的抗 HBsAg 的生物素化抗体 2(B-Ab)，每孔 0.1 mL，37 ℃孵育 30～60 min，洗涤。

(4) 加 A-HRP：将已作适当稀释的辣根过氧化物酶标记的亲和素(A-HRP)，于每孔加 0.1 mL，37 ℃孵育 30～45 min，洗涤 4 次。

(5) 底物显色：于上述各反应孔中，加入临时配制的 TMB(或 ABTS)底物应用液 0.1 mL，37 ℃孵育 10～30 min。再加 2 M H_2SO_4 55 μL 以终止反应。

(6) 结果判定：目测或在 ELISA 比色仪上测 OD 值。

方法二:检测未知抗体的 BA-ELISA。

(1) 包被抗原:用包被缓冲液将已知的抗原作适当稀释,于聚苯乙烯酶标板的孔中加 0.1 mL,4 ℃放置 18～24 h。用洗涤缓冲液洗 3 次,每次 3 min。

(2) 加样:加适当稀释的待检样品(未知抗体)于反应孔中,同时设空白、阴性和阳性对照孔。37 ℃孵育 1 h,洗涤。

(3) 加 B-Ab2:加入稀释过的生物素化抗抗体(抗人或鼠等的 IgG),每孔 0.1 mL,37 ℃孵育 30～60 min,洗涤。

(4) 余下步骤同测未知抗原的 BA-ELISA。

【结果分析】

检测未知抗原的为夹心法 BA-ELISA,检测未知抗体的为间接法 BA-ELISA,这两种实验方法结果判读与常规的 ELISA 结果判读相同。以检测 HBsAg 为例,当阳性对照为黄色、阴性对照为无色时,说明该试验系统正常,同时可用酶标仪测定阳性对照和阴性对照的 OD 值。阴性或空白对照 OD 值小于 0.05 按 0.05 计算,大于或等于 0.05 按实际值计算,只是当空白 OD 值大于 0.1 时,提示非特异性吸附存在或洗板不彻底。当样品测得的 OD 值是阴性的 2.1 倍以上时,判定样品中含有 HBsAg;当小于 1.9 倍时,判为阴性,即样本中不含 HBsAg;若在 1.9 和 2.1 倍之间,则属于灰区,不能直接判定,需要进一步检测确定。

【注意事项】

(1) 反应物的浓度及比例:由于本法敏感性很高,所用抗原或抗体均较 ELISA 法少,因此对生物素标记的抗体(或第二抗体)的浓度更应严格掌握,增加抗体浓度可使敏感性提高,但过大又可使非异性随之增大。

(2) 生物素的稳定性:生物素标记抗体的结合物,稳定性均比酶标记抗体好,宜长期保存,加入等量 60%甘油于－20 ℃可保存 2 年左右。保存时切忌反复冻融,反复冻融会使制剂的活性受到损害。

(3) 亲和素的稳定性:亲和素在一般条件下稳定,具有一定的热稳定性且与多种蛋白结合后仍保持活性,但在某些金属离子存在下对光敏感,容易失活。所以,在配制亲和素溶液时宜采用无离子水,在 4 ℃置 2 个月或在－30 ℃置放半年,反复冻融其活性仍保持不变。

(4) 亲和素的非特异性吸附:亲和素在 pH 中性环境中是带正电荷的,可通过静电作用非特异性地吸附到固相载体上,这是引起试验非特异性显色的主要原因。如果增加亲和素稀释液的 pH 值和离子强度,均可明显减少亲和素的非特异性吸附,而对特异性显色影响不大。可用戊二醛或醋酸酐对亲和素进行化学修饰,使之乙酰化而减少其非特异性吸附。

(5) 反应物的作用时间及温度:由于亲和素与生物素之间有很高的亲和力,故二者标记物反应时间较抗原抗体反应时间大为缩短。为了减少非特异性吸附,反应时间不宜过长,一般于 37 ℃以 20～30 min 为宜。

实验四　免疫印迹和免疫共沉淀

一、蛋白质电泳

蛋白质电泳又称为十二烷基硫酸钠-聚丙烯酰胺凝胶电泳（sodium dodecyl sulfate-polyacrylamide gel electrophoresis，SDS-PAGE），其缓冲系统包括连续的和不连续的。目前，SDS-PAGE 多采用不连续的缓冲系统，该方法是由 Ornstein 和 Davis 于 1964 年设计的，其电泳槽缓冲液的 pH 值和离子强度与配胶所用的缓冲液不同，样品及积层胶中采用 pH 6.8 的 Tril-HCl，上下槽缓冲液采用 pH 8.3 的 Tris-Glycine，而分离胶中含 pH 8.8 的 Tris-HCl。系统中所用的组分都含有 0.1%的 SDS。当电泳启动时，由于 SDS-蛋白质亚基复合物携带负电荷，故在凝胶中向正极移动。样品经过积层胶（多孔性）后，SDS-蛋白质亚基复合物在积层胶-分离胶交界处形成一个细细的条带，从而提高了蛋白质分离的分辨率。本实验以心肌细胞 H9c2 的裂解液为例进行学习。

【实验目的】

本实验分离心肌细胞 H9c2 各组分蛋白，要求掌握蛋白质电泳的原理、方法步骤及分析。

【实验原理】

样品和积层胶中的氯离子形成移动界面的先导边界，而尾随边界由甘氨酸分子组成。在移动界面的两边界之间是一电导较低而电位梯度较陡的区域，推动蛋白样品前移并在积层胶-分离胶交界处聚集。此处分离胶的 pH 值较高，有利于甘氨酸的解离，形成的甘氨酸离子穿过堆积的复合物并紧随氯离子之后，在分离胶中移动。复合物从移动界面中解脱，并通过聚丙烯酰胺分离胶使样品中各蛋白组分得以分离。

不同浓度聚丙烯酰胺分离胶的有效分离范围

聚丙烯酰胺浓度/%	15	12.5	10	7.5	5
线性分离范围/kDa	15～43.5	15～60	18～75	30～120	60～220

【实验材料】

1. 试剂

(1) 30%丙烯酰胺:分别称取290 g丙烯酰胺和10 g亚甲双丙烯酰胺,置于600 mL的去离子水中,充分搅拌溶解。加去离子水定容至1 L,并用0.45 μm滤器过滤杂质,最后置于棕色瓶中,4 ℃保存。

注:丙烯酰胺具有很强的神经毒性,并可通过皮肤被吸收,其作用具有积累性,配制时应采取戴手套等防护措施。

(2) 10%过硫酸铵:称取1 g过硫酸铵,加入10 mL去离子水并搅拌溶解,置于−20 ℃保存。

注:10%过硫酸铵溶液也可在4 ℃保存,但时间不应超过2周,否则会失去催化作用。

(3) 5×电泳缓冲液:分别称取15.1 g Tris、94 g Glycine和5 g SDS,置于1 L烧杯中。加入800 mL去离子水搅拌,使其充分溶解。用去离子水定容至1 L,室温保存。

(4) 5×上样缓冲液:称取0.5 g SDS、25 mg溴酚蓝、2.5 mL甘油和1.25 mL Tris-HCl (pH 6.8,1 M),置于10 mL塑料离心管中,之后加入去离子水,充分溶解后定容至5 mL,小份分装(500 μL/份)后,室温保存。使用前每份需加入25 μL β-巯基乙醇(2-ME)。

注:加入2-ME后的上样缓冲液可在室温下保存一个月。

2. 器材

电磁炉,小型离心机,电泳仪,垂直电泳槽,移液器等。

【实验步骤】

1. SDS聚丙烯酰胺凝胶的配制

(1) 玻璃板的安装:先用去污剂将玻璃板清洗干净,之后用双蒸水冲洗数次,用乙醇擦拭后晾干。将晾干的玻璃板(长板与短板)底端对齐后放入玻板夹中,夹紧后置于制胶架上,固定后即可注入配好的分离胶缓冲液。

(2) 分离胶缓冲液的配制:按照表4-1依次加入缓冲液,配制所需浓度的分离胶。注:配制分离胶和积层胶所需的Tris必须是Tris碱,将Tris碱溶于去离子水后用盐酸调pH值至8.8(分离胶)或6.8(积层胶)。如采用Tris-HCl或Trizma制备缓冲液,则盐浓度太高易导致蛋白质电泳条带极度扩散。此外,TEMED需要最后添加,加入后需迅速混匀,否则会导致缓冲液凝固。

表4-1　配制不同浓度、不同体积Tris-甘氨酸SDS-PAGE电泳分离胶所用溶液

单位:mL

不同浓度的分离胶	成分	不同体积			
		5 mL	10 mL	15 mL	20 mL
6%分离胶	去离子水	2.6	5.3	7.9	10.6
	30%丙烯酰胺	1.0	2.0	3.0	4.0
	1.5 M Tris(pH 8.8)	1.3	2.5	3.8	5.0

续 表

不同浓度的分离胶	成分	不同体积			
		5 mL	10 mL	15 mL	20 mL
6%分离胶	10%SDS	0.05	0.1	0.15	0.2
	10%过硫酸铵	0.05	0.1	0.15	0.2
	TEMED	0.004	0.008	0.012	0.016
8%分离胶	去离子水	2.3	4.6	6.9	9.3
	30%丙烯酰胺	1.3	2.7	4.0	5.3
	1.5 M Tris(pH 8.8)	1.3	2.5	3.8	5.0
	10%SDS	0.05	0.1	0.15	0.2
	10%过硫酸铵	0.05	0.1	0.15	0.2
	TEMED	0.003	0.006	0.009	0.012
10%分离胶	去离子水	1.9	4.0	5.9	7.9
	30%丙烯酰胺	1.7	3.3	5.0	6.7
	1.5 M Tris(pH 8.8)	1.3	2.5	3.8	5.0
	10%SDS	0.05	0.1	0.15	0.2
	10%过硫酸铵	0.05	0.1	0.15	0.2
	TEMED	0.002	0.004	0.006	0.008
12%分离胶	去离子水	1.6	3.3	4.9	6.6
	30%丙烯酰胺	2.0	4.0	6.0	8.0
	1.5 M Tris(pH 8.8)	1.3	2.5	3.8	5.0
	10%SDS	0.005	0.1	0.15	0.2
	10%过硫酸铵	0.005	0.1	0.15	0.2
	TEMED	0.002	0.004	0.006	0.008
15%分离胶	去离子水	1.1	2.3	3.4	4.6
	30%丙烯酰胺	2.5	5.0	7.5	10.0
	1.5 M Tris(pH 8.8)	1.3	2.5	3.8	5.0
	10%SDS	0.05	0.1	0.15	0.2
	10%过硫酸铵	0.05	0.1	0.15	0.2
	TEMED	0.002	0.004	0.006	0.008

(3) 积层胶缓冲液的配制：按照表 4-2 依次加入缓冲液，混合，配制所需浓度的积层胶。

表 4-2　配制不同体积 Tris-甘氨酸 SDS-PAGE 电泳积层胶所用溶液

单位：mL

成分	不同体积			
	1 mL	2 mL	3 mL	4 mL
去离子水	0.68	1.4	2.1	2.7
30%丙烯酰胺	0.17	0.33	0.5	0.67
1.5 M Tris(pH 8.8)	0.13	0.25	0.38	0.5
10%SDS	0.01	0.02	0.03	0.04
10%过硫酸铵	0.01	0.02	0.03	0.04
TEMED	0.001	0.002	0.003	0.004

(4) 灌制分离胶：将分离胶缓冲液灌至两块玻璃板中间的间隙中，给积层胶留出足够空间(梳齿长再加 1 cm)。用移液枪小心地加入 2 mL 异丙醇，使其覆盖分离胶溶液。将凝胶垂直置于室温使其聚合。

(5) 灌制积层胶：待分离胶凝固后，倒掉异丙醇，并用去离子水清洗间隙数次去除未聚合的丙烯酰胺和异丙醇，之后用吸水纸吸净残留水分。

按照(3)中所述配制一定体积的积层胶，加完 TEMED 后迅速混匀，之后将积层胶溶液加入间隙中，并立即插入干净的匹配的 Teflon 梳子，注意不要混入气泡，然后再加一些积层胶溶液彻底填满梳子之间的孔隙。将凝胶垂直置于室温使其聚合。

(6) 制备样品并进行电泳：在分离胶或积层胶凝固的过程中，将 5× 上样缓冲液和蛋白样品按照 1∶4 的体积比混合，于沸水中加热使蛋白变性，之后离心，取上清进行后续电泳。

待积层胶凝固后，小心地拔下梳子，用去离子水洗涤加样槽，去除未聚合的聚丙烯酰胺。将凝胶固定在电泳装置上，内外槽中加入适量的 1× 电泳缓冲液，排除藏在凝胶底部两块玻璃板之间的气泡。之后，依次加入制备好的蛋白样品，连通电源，电泳，使蛋白样品进入分离胶，之后电泳至适当位置。

电泳结束后，关闭电源，取出玻璃板并剥离凝胶，之后进行考马斯亮蓝染色或免疫印迹。

【结果分析】

泳道内可见明显的心肌细胞 H9c2 各组分蛋白，标准蛋白 Marker 清晰可见(见图 4-1)。注：M 为标准蛋白 Marker，S1、S2、S3 分别为三个样品。

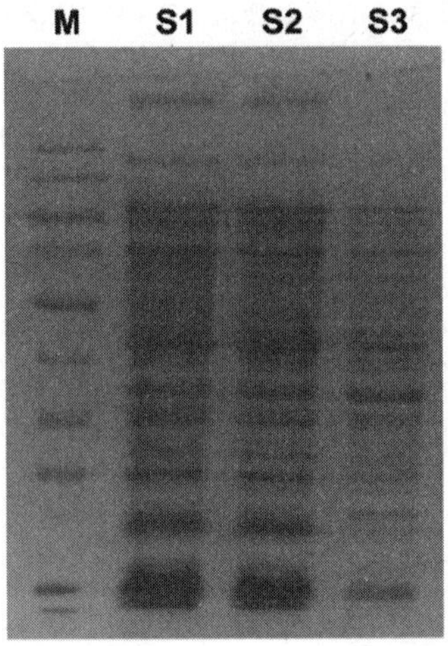

图 4-1 心肌细胞 H9c2 各组分蛋白

【注意事项】

(1) 严格按照方法步骤进行操作。

(2) 样品中不要含有高盐、高氧化剂和还原剂一类的物质。

(3) 灌制凝胶的时候,要保证液面水平,并防止凝胶泄漏。

二、免疫印迹

免疫印迹(immunoblotting)又称为蛋白质印迹(western blot)。该方法是将电泳分离、抗原抗体反应与化学反应发光技术结合起来,具有凝胶电泳分辨率高,固相免疫测定特异性强、敏感度好的共同效应;可以同时检测多种样品,重复性好,可靠性佳,是当前鉴定蛋白质抗原,检测样品中特异性抗原的分布、表达水平的经典方法。

蛋白质印迹通常分为 5 个步骤:抗原样品的制备,SDS-PAGE,转移蛋白质样品至膜上,抗原抗体反应,显色。

本实验以检测心肌细胞 H9c2 裂解液中的 GAPDH 为例进行学习。

【实验目的】

掌握蛋白质印迹的原理、操作方法及结果分析。

【实验原理】

蛋白质印迹是指将蛋白质样品先进行 SDS-PAGE,再转移到膜固相载体上,使蛋白质样品以非共价键的形式吸附在膜上。选择针对待测蛋白质的特异性抗体行抗原抗体反应,再与经酶或同位素标记的第二抗体形成抗原-抗体-标记第二抗体的复合物,接着进行化学发光检测，基于此鉴定蛋白质并同时比较多样品中同种蛋白的表达差异。

【实验材料】

1. 试剂

(1) 转移缓冲液：在 700 mL 双蒸水中溶解 3.03 g Tris、14.44 g 甘氨酸，加入 200 mL 甲醇，补足双蒸水至 1 L。

(2) TBS(pH 7.4)：在 800 mL 双蒸水中溶解 Tris 12.1 g，NaCl 8.77 g，加入 1 M HCl 6.4 mL，定容至 1 L。TBST：含 0.1%(v/v) Tween-20 的 TBS。

(3) 封闭液：脱脂奶粉溶于 100 mL TBST 中。

(4) RIPA 裂解液(含蛋白酶抑制剂)。

2. 器材

电泳仪，转移电泳槽，摇床，滤纸，洗盒，离心机等。

【实验步骤】

1. 样品的制备

(1) 细胞抗原和组织抗原样品的制备。

① 细胞抗原的处理：向收集到的细胞中加入 RIPA 裂解液(蛋白酶抑制剂需在使用前加入)，在冰上裂解 30 min，然后进行超声，超声强度以不产生泡沫为宜(一般为 200 W)，超声每次 5 s，重复 3～4 次，12 000 g 离心 5 min，吸取上清备用。

② 组织抗原的处理：获取新鲜组织或低温保存样品，取 1～2 g 置入组织匀浆仪专用管子中进行处理，如果处理不彻底，可再转入离心管中于冰上超声，超声每次 5 s，重复 5～6 次，12 000 g 离心 5 min，吸取上清备用。

上述两种方法得到的样品处理液中还需加入 1/4 体积的 5× 上样缓冲液，于沸水中加热 5 min 使蛋白变性，之后 17 000 g 离心，取上清进行 SDS-PAGE。注意：在加热组织裂解液时，要特别注意肝脏和肾脏组织本身的浓度，最好是在制作裂解液时就对其适当稀释，否则加热后会凝结成固态。还有些组织处理后会很黏稠，有带丝状物，这是未裂解的核酸，可以适当离心后再用。

(2) 其他样品的制备。

细菌抗原、分泌上清样品和经提取纯化的蛋白质样品可以直接加入电泳上样缓冲液，然后在沸水中加热 4 min 使蛋白质变性。

2. SDS-PAGE

方法详见蛋白质电泳。

3. 蛋白质转膜

膜的选择主要从实验目的和实验要求来考虑。例如，检测分子质量小于 20 kDa 的蛋白质，不能使用 0.45 μm 的 NC 膜，因为这样可能会使得蛋白质透过膜而造成膜结合的目的蛋白量缺失。如果分离的蛋白质需要进行测序，那么必须使用 PVDF 膜，因为只有 PVDF 膜才能耐受严酷的清洗条件。常用的膜有 NC 膜、尼龙膜和 PVDF 膜，其主要特点见表 4-3。

表 4-3 常用膜的特点

特点	NC 膜	尼龙膜	PVDF 膜
灵敏度和分辨率	高	高	高
背景	低	较高	低
结合能力	80～110 μg/cm^2	＞400 μg/cm^2	125～200 μg/cm^2（适合于 SDS 存在下与蛋白质结合）
材料质地	干的膜易脆	软而结实	机械强度高
操作程序	缓冲液润湿，避免气泡	缓冲液润湿	使用前 100%甲醇润湿
检测方法	常规染色，可用于放射性和非放射性检测	不能用阴离子染料	常规染色，比较于 NC 膜，可用于考马斯亮蓝染色，可用于 ECL 检测，快速免疫检测
适用范围	一般蛋白质	低浓度小分子蛋白质，酸性蛋白和糖	糖蛋白检测和蛋白质测序

（1）湿法转膜。

电泳转膜常用两种方法：一种是上述方法，也称为湿转；另一种是半干转移。湿转与半干转移原理相同，只是用于固定胶/膜叠层和施加电场的机械装置不同。湿转是一种传统方法，将胶/膜叠层浸入缓冲液槽然后施加电压。这是一种有效方法但比较慢，需要大体积缓冲液且只能用一种缓冲液。

① 平衡凝胶：用转膜缓冲液平衡、漂洗凝胶，10 min×3 次。

② 戴上手套，准备好滤纸和 PVDF 膜（裁剪滤纸和膜，使膜大小与凝胶相同，滤纸比凝胶稍大），尽量避免污染滤纸和膜，将裁好的滤纸和膜浸泡于电泳转移缓冲液中，去除留于膜上的气泡。

③ 打开转移盒并放置在浅盘中，用转移缓冲液将海绵垫完全浸透后将其放在转移盒壁上，海绵上再放置一张浸湿的滤纸。

④ 转膜装置依次按"阳极筛孔板—海绵—滤纸—PVDF 膜—凝胶—滤纸—海绵—阴极筛孔板"的顺序装置好，注意不能有气泡且装置电极槽不能放反。

⑤ 将冰盒装入缓冲液槽，注满 4 ℃预冷的转移缓冲液。

⑥ 将整个装置放在冰浴中用磁力搅拌器搅拌，连接好转移电极，设置恒流 0.3 A，依据目的蛋白大小转移相应时间。注：可通过凝胶上是否残留预染 Marker 判读转膜是否彻底。

⑦ 剪角标记膜的方向，自然干燥，干燥的膜可在 4 ℃保存一年。

（2）半干转移。

半干转移是用浸透缓冲液的多层滤纸代替缓冲液槽。半干转移与湿转相比，耗时较短。半干转移需要相应的电转移仪。其转移效率与凝胶厚度、浓度，蛋白质的分子质量、形状及带电荷情况有关。

① 平衡凝胶：用转膜缓冲液平衡、漂洗凝胶，10 min×3 次。

② 转膜装置从下至上依次按“阳极碳板—3 层厚滤纸—PVDF 膜—凝胶—3 层厚滤纸—阴极碳板”的顺序放好，滤纸、凝胶和 PVDF 膜精确对齐，每一步均需去除气泡，将碳板上多余的液体吸干。

③ 用支架夹紧上述各层，置电转移槽中，PVDF 膜一侧靠正极，凝胶一侧靠负极。接通电源，采用低电压恒定电流，转移电流不超过 0.8 mA/cm^2，设置恒流 0.3 A，转移相应时间。注：可通过凝胶上是否残留预染 Marker 判读转膜是否彻底。

4. 蛋白质标记

先后采用第一抗体和第二抗体标记蛋白，形成蛋白质样品-一抗-二抗复合物，其中第一抗体是直接与蛋白抗原结合的特异性抗体，第二抗体是酶标记的抗抗体。

一抗的选择是影响蛋白质印迹成败的主要因素。多克隆抗体结合抗原能力较强、灵敏度高，但易产生非特异性的背景；单克隆抗体识别抗原特异性较好，但可能不识别样品制备时因变性而失去了空间构型的抗原表位，且易发生交叉反应。因此，近年来兼有多克隆抗体和单克隆抗体优点的混合单克隆抗体受到了关注，它是由一组能与抗原分子中不同抗原表位结合并不易出现交叉反应的单克隆抗体混合构成。

(1) 用封闭液配置第一抗体溶液(按照抗体性质选择合适的稀释比例)，将转印膜放入第一抗体溶液作用 2 h(室温)或 4 ℃过夜。

(2) 弃第一抗体溶液，用 TBST 漂洗转印膜，15 min×4 次。

(3) 加入 HRP 偶联的二抗溶液(用 TBST 稀释，并按照抗体性质选择合适的稀释比例)，室温孵育 1～2 h。

5. 蛋白质显色

依据标记抗体方法的不同，蛋白质印迹的显色方法分为以下几种：第一种是采用放射性核素(3H、32P 或 35S)标记的放射自显影法，第二种是采用荧光素(FITC)标记的底物荧光 ECF 法，第三种是采用酶(HRP 或 AKP)和生物素标记的底物生色法。目前常用的方法是采用 HRP 标记二抗，结合化学发光方法显色。

(1) HRP 显色。

HRP 是最常见的酶促发光或显色酶，对于底物的选择，主要考虑的是灵敏度、背景以及使用的方便性和稳定性。HRP 的几种显色底物的各种性能比较见下表 4-4。

表 4-4　HRP 的几种显色底物的各种性能比较

性能	DAB	4CN	AEC	TMB
稳定性	好	较差	差	好
灵敏度	0.1 ng	1 ng	—	0.1 ng
背景	较低	低	高	高
成像	易成像	易成像	成像较难	易成像
颜色	棕黑色	紫色	棕红色	紫黑色
毒性	致癌作用	无	有	无

近年来 HRP 的化学发光底物得到了越来越多的应用。常见的化学发光底物包括经典的 Luminol、GE Healthcare 的 ECL 系列，还有 Pierce 公司的 Super Signal 系列等。GE

Healthcare 公司推出的 ECL Plus 和 ECL Advance 检测灵敏度高，发光时间长达 24 h 以上。Pierce 公司的 Super Signal 灵敏度高，发光持久（6～24 h），且可以反复曝光，稳定性好。

辣根过氧化物酶 HRP 的底物用 DAB/CN，临用前新鲜配制：用 1 mL 甲醇溶解 6 mg CN，用 1 mL 甲醇溶解 2 mg DAB，二者混合，并用 PBS 定容至 10 mL，向混合液中加入 10 μL 30%过氧化氢。将膜放入显色液中避光显色 10～30 min，终止反应，采用凝胶发光成像仪进行分析。

HRP 的显色也可以采用底物发光法：将两种显色底物按 1∶1 等体积混合，之后添加到膜表面，用玻璃胶片包裹膜，随后在暗室中将 X 射线胶片覆压在膜上，根据信号强弱适当调整曝光时间，也可以选择不同时间多次压片，以达到最佳效果；曝光完成后，打开 X 射线胶片夹，取出胶片并迅速将其浸入显影液中显影，待出现明显条带后，即刻终止显影。显影结束后，马上把胶片浸入定影液中，待胶片透明后终止；用水洗去残留定影液，室温下晾干。

（2）AKP 显色。

碱性磷酸酶 AKP 的底物是对甲基苯胺蓝/硝基四氮唑蓝（BCIP/NBT），也是临用前新鲜配制：用 70%二甲基甲酰胺配制 50 mg/mL BCIP，100%二甲基甲酰胺配制 50 mg/mL NBT。AKP 的缓冲液是 TNM（0.1 M Tris/HCl，pH 9.0，0.1 M NaCl，0.01 M $MgCl_2$），10mL TNM 溶液溶入 33 μL BCIP，17 μL NBT，反应后产生靛青色沉淀，灵敏度高。

【结果分析】

在 37 kDa（35～40 kDa 之间），可见明显的单一条带，且整个膜上并无其他杂带存在（见图 4-2）。

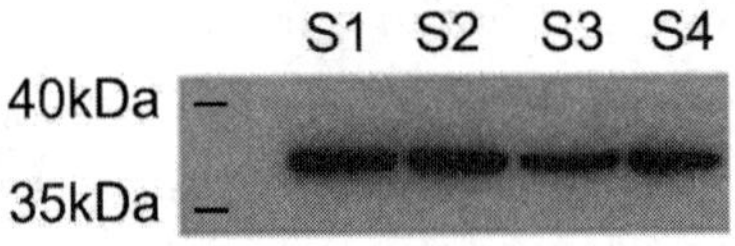

S1、S2、S3 和 S4 分别代表四个独立细胞样本

图 4-2 H9c2 细胞中 GAPDH 的免疫印迹

【注意事项】

（1）在蛋白质印迹中需要使用内参，在检测目的蛋白的同时检测内参的表达，由于内参在各组织和细胞中的表达相对恒定，借助检测每个样品内参的量就可以校正上样误差，由此得到的结果更为可信。内参也可以作为空白对照，检测蛋白质转膜情况是否完全等。常用的蛋白质内参有 GAPDH、β-actin 和 Tubulin 等。通常选择一个在实验处理因素下含量不会发生改变的蛋白质作内参。

（2）使用 PVDF 膜的时候需要进行甲醇预处理，使膜充分湿润，注意膜上不能沾染油脂，否则会影响蛋白质结合和抗体杂交。

（3）滤纸/凝胶/转印膜/滤纸夹层组合中不能存在气泡，可用玻璃棒在夹层上滚动将气泡赶出，以提高转膜效率。

三、免疫共沉淀

免疫共沉淀（co-immunoprecipitation，Co-IP）是以抗原和抗体之间的专一性作用为基础来研究蛋白质相互作用的一种免疫方法，是确定两种蛋白质在细胞内生理性相互作用的重要形式。

本实验中，我们用 200 ng/mL LPS 和 5 μM ATP 作用于小鼠原代巨噬细胞（BMDM），之后检测 NLRP3（nod-like receptor protein 3）蛋白和 ASC（apoptosis-associated speck-like protein containing CARD）蛋白的结合。

当巨噬细胞受到 LPS 刺激时，会激发细胞内 NLRP3 炎性小体第一信号的活化，促使 NLRP3、ASC、pro-caspase 1 蛋白等的表达。在此基础之上，给予 ATP 刺激，将会促使 NLRP3 通过其 PYD 区与 ASC 的 PYD 区相结合，形成聚体，并进一步通过 ASC 的 CARD 区将 pro-caspase 1 吸引过来，诱导 NLRP3 炎性小体的形成。

【实验目的】

掌握免疫共沉淀的原理、方法操作及结果分析。

【实验原理】

当细胞在非变性条件下被裂解时，胞内的蛋白质-蛋白质间的相互作用被保留。采用预先固化在 argarose beads 上的蛋白质 A 的抗体免疫沉淀蛋白质 A 时，与蛋白质 A 在体内相结合的蛋白质 B 也会被一起沉淀下来。之后，再采用蛋白质 B 的抗体对沉淀复合物进行检测，进而证明二者间的相互作用。

【实验材料】

1. 试剂

(1) 转移缓冲液：在 700 mL 双蒸水中溶解 3.03 g Tris、14.4 g 甘氨酸，加入 200 mL 甲醇，补足双蒸水至 1 L。

(2) TBS(pH 7.4)：在 800 mL 双蒸水中溶解 Tris 12.1 g，NaCl 8.77 g，加入 1 M HCl 6.4 mL，定容至 1 L。TBST：含 0.1%(v/v) Tween-20 的 TBS。

(3) 封闭液：5 g 脱脂奶粉溶于 100 mLTBST 中。

(4) Co-IP 裂解液(含蛋白酶抑制剂和磷酸酶抑制剂)。

(5) Protein A 琼脂糖珠。

(6) 抗小鼠 NLRP3 抗体和抗小鼠 ASC 抗体。

2. 器材

电泳仪，垂直电泳槽，转移电泳槽，摇床，滤纸，洗盒，离心机等。

【实验步骤】

（1）获得小鼠原代巨噬细胞（BMDM）。

（2）用 200 ng/mL LPS 处理 BMDM 2 h，之后弃去培养基，用 5 μM ATP 再行处理 1 h。

（3）加入适量的 Co-IP 裂解液，在冰上裂解 30 min，之后 4 ℃离心 30 min（17 000 g），取上清。

（4）取 20～30 μL 细胞裂解液，用作 Input（细胞裂解液对照）；在余下裂解液中加入 1 μg 抗 NLRP3 抗体，4 ℃振荡孵育过夜。

（5）加入 10 μL Protein A 琼脂糖珠（经 Co-IP 裂解液清洗），将混合液于 4 ℃孵育 3 h，使糖珠与抗体抗原复合物偶联。

（6）4 ℃、17 000 g 离心 10 min，弃上清，将沉淀用 1 mL 裂解液洗涤 3 次。

（7）加入一定量的 2×SDS 上样缓冲液，沸水处理 5 min。

（8）将 Input 和样品一起进行免疫印迹，分别用抗 NLRP3 和 ASC 抗体进行分析。

【结果分析】

由图 4-3 可见，Input 中 NLRP3 和 ASC 均可检测到。同时，经抗 NLRP3 抗体沉淀后，样品中可检测到 ASC，提示 NLRP3 和 ASC 二者之间具有相互结合的作用。

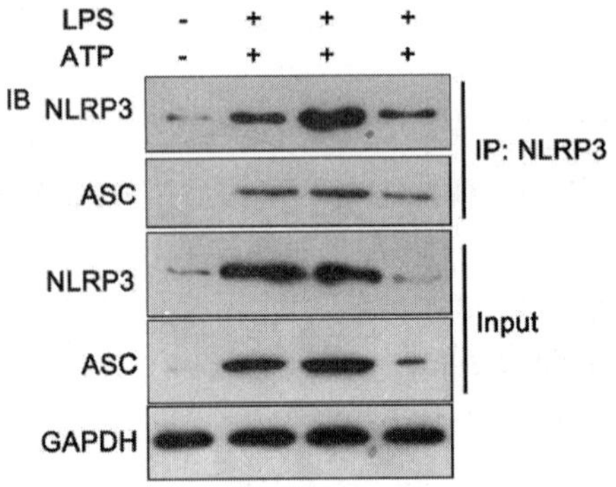

图 4-3　NLRP3 和 ASC 的结合

【注意事项】

（1）严格控制 LPS 和 ATP 的处理时间。

（2）一定要设置 Input 对照。

（3）用 Protein A 琼脂糖珠处理裂解液后，一定要清洗干净离心沉淀，以防 Input 造成假阳性。

实验五　流式细胞术

流式细胞术(flow cytometry,FCM)是20世纪70年代发展起来的一种利用流式细胞仪对细胞等生物粒子的理化及生物学特性(细胞大小、DNA/RNA含量、细胞表面抗原表达等)进行定量、快速、客观多参数相关检测分析的新技术。它借鉴了荧光显微镜技术与血球计数原理,同时利用荧光染料、激光技术、单克隆抗体技术以及计算机技术的发展,大大提高了检测速度与统计精确性。FCM在生命科学中的应用,标志着细胞生物学、肿瘤学、免疫学等进入了细胞和分子水平的研究。

流式细胞仪的工作原理是通过高压形成一条高速流动的极细的液柱,液柱中的细胞只能单个依次高速通过,当激光照射到液柱中高速流过的细胞时,收集分析散射光和荧光信号从而得到细胞的各种特征。分析型流式细胞仪的结构主要分为3个系统:液流系统、光路系统和检测分析系统。

流经流式细胞仪流动室的鞘液流和样品流并没有相互混合在一起,而是形成层流,样品流在内,鞘液流在外。流动室的出口直径很小,根据规格的不同有70 μm,100 μm,200 μm等,免疫学研究最常用的是70 μm的喷嘴,所以流动室流出的液流很细,位于中央的样品流就更细,从而保证样品流中的细胞只能以单个细胞的方式依次排列在样品流中,这种单个细胞依次经过的样品流被激光照射后,通过接收散射光和荧光信号就能得到每个细胞的数据。

流式细胞仪的光路系统是由若干透镜、滤光片和小孔等组成的,主要通过滤光片将接收到的散射光和荧光根据波长的不同分开,通过相应的光电倍增管(photomultiplier tube,PMT)得到数据加以分析。流式细胞仪的滤光片主要有3类:长通滤片(long pass filter)、短通滤片(short pass filter)和带通滤片(band pass filter)。长通滤片使特定波长以上的光可以通过,该波长以下的光则被反射;短通滤片使特定波长以下的光可以通过,该波长以上的光则被反射;带通滤片可允许相当窄的一段波长范围内的光通过,该波长范围外的光将被反射。这3种滤光片相互组合,可以将散射光和荧光根据波长不同分开,然后被不同的检测通道接收加以分析。例如,检测FITC和CFSE荧光的第一通道接收到的是510 nm和550 nm之间的光,这个通道最后是通过一个带通滤片实现的,该带通滤片可以让510 nm和550 nm之间的光通过,在其范围外的其他波长的光将被反射。

流式细胞仪是通过分析激光照射样品流中的细胞后的散射光和发射的荧光来工作的,因此发射特定波长光的激光器是流式细胞仪必不可少的组成部分。最常用的是发射488 nm激光的激光器,基本上所有的流式细胞仪都配有此激光器。有些流式细胞仪还配有其他的激光器,如可以激发APC荧光的635 nm的激光器,可以激发Hoechst的405 nm的紫外激光器等。

激光照射到细胞后得到的散射光和荧光经光路系统被分成不同波长的光，之后光信号被各自的检测通道接收，最后通过光电倍增管转换为电子信号。光电倍增管不仅能将光信号转换为电信号与计算机上的特定软件相连被处理分析，同时还能大幅度增强信号，因为一个细胞上的散射光和荧光都很弱，经过光电倍增管的增幅后才能被分析处理。流式细胞仪接收到的光信号主要有两种，即散射光信号和荧光信号。散射光信号有两种：前向角散射（forward scatter，FSC）和侧向角散射（side scatter，SSC）。FSC是激光通过细胞后在激光正前方接收到的散射信号，它的值反映细胞的大小。一般情况下，一个细胞的FSC越大，代表其体积越大。通常选用FSC作为阈值参数，如将FSC阈值设为5%，表示FSC值最小的5%的信号将不被分析，因为这些信号代表的不是细胞，而是一些细胞碎片或者小颗粒等。SSC是激光通过细胞后在激光的90°位置上接收到的信号，它的值反映细胞的颗粒度。一般来说，一个细胞的SSC越大，代表其颗粒度越大。例如，细胞形态不规则，细胞膜多突起，胞质内颗粒较多等。FSC和SSC是一个细胞的固有参数值，与其是否标有荧光偶联抗体无关，是流式细胞术中非常重要的两个参数。当细胞标记有荧光偶联抗体时，在相应的激光激发下就会产生荧光，在激光90°位置（同SSC）接收到荧光然后经过光路系统，在相应通道经光电倍增管就能得到荧光信号。根据是否接收到荧光信号，可以判断该细胞是否表达相关分子，根据相对荧光强度，可以判断细胞表达相关分子的多少。荧光信号分析是流式细胞仪的重要功能特点，也是其应用广泛的原因之一。

流式细胞术是基于细胞群体的研究，而细胞群体内每个细胞各自的参数都不同，而且每个细胞的参数不止一个，那么如何才能直观准确地表达一群细胞的流式结果呢？目前，流式分析软件是采用流式图来分析处理流式结果的，流式图最为常用的是直方图和散点图。直方图只能表示一群细胞某一个参数的情况，外观看似曲线图，通过曲线下面所占的面积来表示某个特征的细胞所占的比例。直方图的x轴表示参数的大小，如FSC或SSC的大小、某个通道的荧光强度等；y轴表示数量，曲线上的每个点表示所分析的细胞数。散点图是最常用的流式图，它可以表示一群细胞两个参数的情况，x轴表示一个参数（散射光强度或荧光强度），y轴表示另外一个参数，图中的每一个点都代表一个细胞，该点所对应的x值和y值就代表这个细胞x轴和y轴所代表的参数值。

一、T、B淋巴细胞表面标志物的检测

【实验目的】

通过CD3及CD19荧光标记抗体染色，应用流式细胞术检测小鼠外周血T、B细胞。

【实验原理】

细胞表面标志物可根据谱系和发育阶段定义细胞亚群，还可根据用荧光抗体标记并通过流式细胞术分析时的功能进行定义。这些表面标志物具有不同的形式和功能，包括

细胞膜表面的配体和受体、离子通道、糖蛋白、磷脂等。可基于独特的染色分群对抗体染色的活细胞进行分选并用于其他实验。CD3是T细胞的表面特异性标志物，与TCR形成复合物，在T细胞抗原识别过程中向细胞内传递第一信号。CD19是B细胞表面的特异性标志物，与BCR形成复合物，在B细胞抗原识别过程中协助传递第一信号。通过不同荧光标记的CD3和CD19抗体可将T细胞与B细胞进行标记、区分并计算其比例。本实验以检测小鼠外周血T、B细胞表面标志分子CD3和CD19为例介绍这一方法。

【实验材料】

(1) 动物：C57BL/6小鼠(6～8周龄，雄性)。

(2) 试剂：FITC-anti-Mouse CD19抗体、PE-Cy5-anti-Mouse CD3e抗体、FITC Rat IgG2aK Isotype抗体、PE-Cy5-Armenian Hamster IgG Isotype抗体、红细胞裂解液、PBS。

(3) 器材：流式管、离心机、流式细胞仪。

【实验步骤】

(1) 采小鼠眼球血300 μL于抗凝管中。

(2) 按每管50 μL血样分装至3个流式管中，补加50 μL PBS并对流式管做好标记。

(3) 按下表5-1分别加入相应抗体1 μL。

表5-1　抗体染色表

序号	抗体
1	—
2	FITC-anti-Mouse CD19＋PE-Cy5-anti-Mouse CD3e
3	FITC Rat IgG2aK Isotype＋PE-Cy5-Armenian Hamster IgG Isotype

(4) 涡旋混匀，4 ℃避光孵育30 min。

(5) 加入1×红细胞裂解液2 mL，室温裂解10 min。

(6) 1500 rpm离心10 min，弃上清。

(7) 振荡混匀细胞，加入2 mL PBS后1500 rpm离心10 min，弃上清。

(8) 重复步骤(7)。

(9) 加入200 μL PBS，振荡混匀，上机检测。

【结果分析】

(1) 以SSC和FSC为横、纵坐标建立散点图，圈中淋巴细胞后，以FITC及PE-Cy5通道为横、纵坐标建立散点图，分析相应细胞群比例。

(2) 其中$CD3^{+}CD19^{-}$为T细胞，$CD3^{-}CD19^{+}$为B细胞。

【注意事项】

(1) 采集血液时动作应快，避免凝血。

(2) 加入抗体后的所有操作步骤应注意避光，防止荧光淬灭。

（3）破红后的细胞洗涤过程中要注意混匀细胞，使洗涤充分。

（4）样品制备完成后要尽快上机检测，防止细胞将抗体内吞。如不能立即检测，最后一步将 PBS 换为 4%多聚甲醛固定，避光保存样品，可存放 1 周左右。

二、Foxp3 胞核染色检测小鼠脾脏 Treg 细胞亚群

【实验目的】

通过 Foxp3 的胞核染色应用流式细胞术检测小鼠脾脏 Treg 细胞。

【实验原理】

调节性 T 细胞（regulatory T cell，Treg）为一类具有免疫抑制作用的 T 细胞，占外周血单个核细胞（PBMC）的 2%～5%，占外周 $CD4^+$ T 细胞的 5%～10%。该类细胞以“主动”的方式参与免疫应答/免疫耐受的调控，不仅参与自身免疫耐受调节，而且在肿瘤免疫和移植免疫中也具有重要的作用。

FOx（forkhead box）是脊椎动物叉头样转录因子的总称，是一个具有多种功能的转录因子大家族，其共同结构特征为都有一个叉头样结构域，能与 DNA 结合。Foxp3（forkhead box P3）是叉头样转录因子家族中的成员，它的表达及功能与调节性 T 细胞密切相关。如果 Foxp3 基因发生突变，将影响 Treg 细胞的发育成熟，导致 IPEX 综合征（immune dysregulation，polyendocrinopathy，enteropathy，X-linked syndrome）。Foxp3 是目前公认的 Treg 细胞的标志。

不同于 CD3 等分子位于细胞表面，Foxp3 属于转录因子定位于细胞核内，因此如要进行染色和流式分析需要先对细胞进行固定和透化处理，以使抗体能够进入细胞核。目前市面上已有多种成熟的细胞核染色固定与透化试剂盒，配合相应的 Foxp3 荧光抗体进行染色即可进行 Treg 细胞检测。

【实验材料】

（1）动物：C57BL/6 小鼠（6～8 周，雄性）。

（2）试剂：FITC-anti-CD4，APC-anti-Foxp3 抗体，红细胞裂解液、透化液、固定液、流式染色液等。

（3）器材：离心机，流式细胞仪。

【实验步骤】

（1）制备小鼠脾脏单细胞悬液。

（2）取 1×10^6 个细胞，加入 FITC-anti-CD4 抗体 1 μL，冰上避光孵育 30 min。用缓冲液洗涤一次，离心后弃尽上清，涡旋分散细胞。

(3) 加 1 mL Foxp3 透化工作液，重悬细胞，室温或 4 ℃避光孵育 30～60 min(小鼠样品最长可以 4 ℃固定 18 h)。

(4) 每管加 2 mL 1×透化缓冲液。

(5) 300 g 室温离心 5 min，弃上清。

(6) 2 mL 1×固定液重悬细胞。

(7) 300 g 室温离心 5 min，弃上清。

(8) 加入 100 μL 固定液重悬细胞后，加入 APC-anti-Foxp3 抗体，室温避光孵育 20 min。

(9) 2 mL 1×固定液洗一次，300 g 室温离心 5 min，弃上清。

(10) 加 2 mL 流式染色液，300 g 室温离心 5 min，弃上清。

(11) 适量流式染色液重悬后，即可上机检测。同行对照依照上述步骤进行。

【结果分析】

$$\text{Treg 比例}=(CD4^+Foxp3^+/CD4^+)\times100\%$$

【注意事项】

在检测胞内或核内的因子时，要对细胞进行固定和破膜。与活细胞相比，固定和破膜后的细胞在形态上会有一定变化，因此，必须对一次实验中的所有细胞样本进行固定和破膜。如果没有对空白组和对照组细胞进行固定和破膜，那么在 FSC/SSC 图中对固定和破膜的样品细胞圈门时需要做一定调整。

三、Annexin V 结合 7-AAD 检测细胞凋亡

【实验目的】

通过 Annexin V 结合 7-AAD 染色，应用流式细胞术检测细胞因子 TRAIL 处理后 Jurkat 细胞的凋亡。

【实验原理】

磷脂酰丝氨酸(phosphatidylserine，PS)正常位于细胞膜的内侧，但在细胞凋亡的早期，由于细胞膜失去对称性，PS 可从细胞膜的内侧翻转到细胞膜的表面，暴露在细胞外环境中。Annexin V 是一种分子质量为 35～36 kDa 的 Ca^{2+} 依赖性磷脂结合蛋白，能与 PS 高亲和力特异性结合。7-AAD(7-amincractinomydn D)是核酸染料，不能透过完整的细胞膜，但能够透过凋亡中晚期的细胞和死细胞，使细胞核染色。凋亡早期细胞仍保持膜的完整性，7-AAD 不能进入细胞内，凋亡晚期细胞可同时被 AnnexinV-FITC 和 7-AAD 染色。Annexin V 结合 7-AAD 染色法是目前检测细胞凋亡和区分坏死细胞特异性较强的方法。此方法对细胞活性影响不大，还可以进一步加入饱和剂量的 DNA 染料，进行

DNA 含量检测和细胞周期分析。

肿瘤坏死因子相关凋亡诱导配体(tumor necrosis factorrelated apoptosis-inducing ligand, TRAIL)是肿瘤坏死因子(tumor necrosis factor, TNF)超家族成员。TRAIL 能与死亡受体(death receptor, DR)TRAIL-R1(DR4)和 TRAIL-R2(DR5)结合并特异性地诱导许多肿瘤细胞凋亡,但对大多数正常细胞没有毒性。本实验以 TRAIL(200 ng/mL)处理 6 h 的 Jurkat 细胞为样本进行 Annexin V 结合 7-AAD 的凋亡染色实验。

【实验材料】

(1) 细胞:Jurkat 细胞。

(2) 试剂:Annexin V-FITC(20 μg/mL)、7-AAD(50 μg/mL)、PBS、TRAIL。

(3) 器材:6 孔培养板、流式细胞仪、离心机等。

【实验步骤】

(1) 细胞收集:收集正常培养和诱导凋亡(200 ng/mL 的 TRAIL 处理 6 h)的 Jurkat 细胞,离心去除细胞培养基,PBS 洗细胞 2 次。

(2) 细胞染色:100 μL 含 Annexin V-FITC(20 μg/mL)的 PBS 重悬细胞,室温避光孵育 30 min。

(3) 加入 7-AAD(50 μg/mL)5 μL,室温避光反应 5 min 后,加入 400 μL 的 PBS 混匀,同时以不加 Annexin V-FITC 及 7-AAD 的一管细胞作为阴性对照。

(4) 流式细胞仪检测(一般在加入 7-AAD 1 h 内检测)。

【结果分析】

Annexin V 单阳性的细胞为早期凋亡细胞,Annexin V/7-AAD 双阳性的细胞为晚期凋亡细胞。如图 5-1 所示,Jurkat 细胞经 TRAIL 作用 6 h 后,出现明显的凋亡。

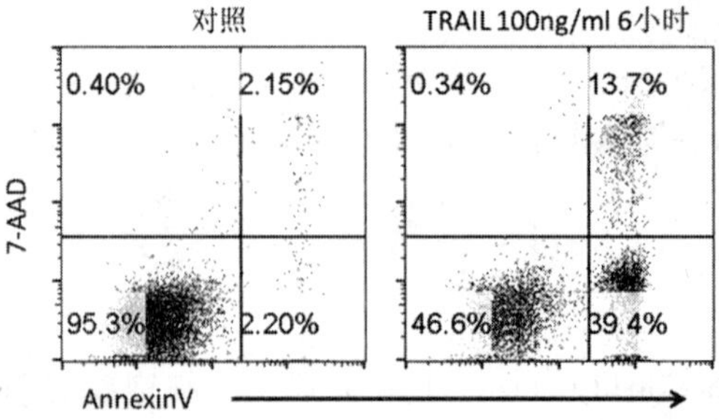

图 5-1 凋亡检测示意图

【注意事项】

(1) 整个操作动作要尽量轻柔,避免用力吹打细胞。

(2) 操作时注意避光,反应完毕后尽可能在 1 h 内检测。

(3) 如果实验用的是贴壁培养的细胞,需要先用 0.25%的胰酶进行消化。

四、PI染色检测细胞周期

【实验目的】

通过PI进行细胞DNA染色，应用流式细胞术检测细胞周期。

【实验原理】

在生物细胞核中，DNA含量并非恒定的，随细胞增殖周期时相不同而发生变化。G0期是第一次细胞分裂完成后进入第二次分裂前的阶段。G0期细胞是不参与细胞增殖的一群细胞，为静止期细胞，其DNA含量为较恒定的二倍体(diploid)。G1期指第二次分裂开始到本次DNA复制之前的过程，此期主要功能是积累能量和原料，为DNA的复制做准备，故又称DNA合成前期。G0期和G1期细胞是处于周期过程中两种不同功能状态时相的细胞，但就DNA含量而言，均为二倍体DNA含量。S期又称DNA合成期，当细胞进入S期后，DNA含量值逐渐从二倍体到四倍体增加，直到细胞DNA倍增结束，进入G2期。G2期指从DNA复制完成到有丝分裂开始的时间区间，又称DNA合成后期或有丝分裂前期，此期合成大量蛋白质。经过G2期后细胞最终进入M期，即有丝分裂期。在M期分裂为两个子细胞之前，G2期和M期的DNA含量均为恒定的四倍体细胞群。

碘化丙锭(PI)可以与细胞内DNA和RNA结合，采用RNA酶将RNA消化后，通过流式细胞术检测到的与DNA结合的PI荧光强度直接反映了细胞内DNA含量的多少。根据DNA的含量可以将细胞周期各时相区分为G1/G0期、S期和G2/M期，并可通过软件计算各时相的百分率。

【实验材料】

(1) 试剂：70%乙醇，50 μg/mL PI(含1% Triton-X 100)，0.5 mg/mL RNase A，PBS，A549细胞(人肺癌细胞)。

(2) 器材：6孔培养板、离心机、流式细胞仪等。

【实验步骤】

(1) 样品收集：A549细胞胰酶消化后制成单细胞悬液，离心收集细胞，弃上清，用预冷PBS漂洗细胞2次。

(2) 样品固定：加入预冷的70%乙醇，4 ℃固定过夜，或长期固定(4 ℃过夜一般隔天进行检测，如需长期保存样品，应置于−20 ℃保存，但最好在一周内完成样品测定)。

(3) 细胞染色：离心，弃固定液，用PBS洗一次并重悬细胞。加100 μL RNase A (0.5 mg/mL)至终浓度为50 μg/mL，37 ℃孵育30 min。

（4）离心，弃上清，用 PBS 洗涤细胞一次，再加入 500 μL PI 染色液混匀，4 ℃避光孵育 30 min。

（5）流式检测：上机测试，激光激发波长为 488 nm。

【结果分析】

以标准程序用流式细胞仪检测胞内 DNA 含量和亚二倍体凋亡峰，使用软件分析。凋亡细胞由于 DNA 被降解，对 DNA 染料着色能力下降，用 PI 荧光染料对降解的 DNA 进行测定会出现亚二倍体峰（见图 5-2）。

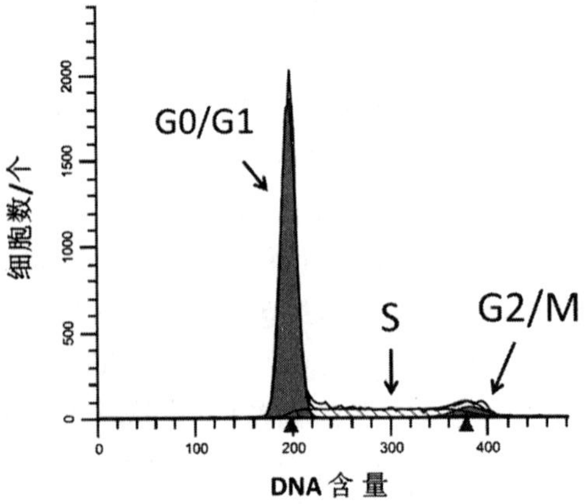

图 5-2 凋亡细胞亚二倍体峰

【注意事项】

（1）起始样品细胞最好在 1×10^6 个以上。固定、漂洗会丢失大量细胞，细胞过少会影响检测结果。

（2）醛类固定会影响 PI 与核酸的结合，应避免采用醛类进行固定。

五、CFSE 检测增殖 T 细胞

【实验目的】

通过 CFSE 标记应用流式细胞术检测 T 细胞增殖。

【实验原理】

羧基荧光素二醋酸琥珀酰亚胺酯（CFSE）可通过细胞膜进入细胞，原先为无色且不发生荧光，在进入细胞后可被细胞内酯酶催化分解成高荧光强度的物质并与细胞内胺稳定结合，从而使细胞标记上高荧光强度的 CFSE。被 CFSE 标记的非分裂细胞的荧光非常稳定，细胞分裂时荧光可被平均分配，因此每分裂一次子代细胞的荧光会减弱一半，甚至达 8 次分裂时仍可被流式细胞仪检测到。可以通过计算不同分裂代数的细胞群的细胞比例来反映细胞的增殖情况。CFSE 已被广泛应用于体内、体外检测 T 淋巴细胞的增殖，并可用于追踪 T 淋巴细胞的体内迁移与组织定位。本实验以混合淋巴细胞反应的活化体系为例进行介绍。

【实验材料】

(1) 动物：BALB/c 小鼠(雌性，6～8 周龄，SPF 级别)。

(2) 试剂：PBS(pH 7.4)、含 0.1% BSA 的 PBS、5 mmol/L CFSE 贮存液、含 0.5 mmol/L EDTA 的 PBS 溶液。

(3) 器材：流式管、离心机、流式细胞仪等。

【实验步骤】

(1) 反应细胞的制备：取 BALB/c 小鼠脾脏并制备成单细胞悬液，采用磁珠分选或其他方法纯化获得的 T 淋巴细胞，获得细胞后采用含 0.1%BSA 的 PBS 调整细胞浓度为 2×10^5 个/mL。

(2) 加入等体积的 10 μM 的 CFSE 工作液(根据需要的量现配)，使标记浓度为 5 μM，37 ℃水浴孵育 10 min。

(3) 加入 5 倍体积的含 10%FBS 的 RPMI-1640 完全培养基，冰上孵育 5 min 后室温下 300 g 离心 5 min，共洗涤 3 次。

(4) 将标记好的反应细胞用含 10%FBS 的 RPMI-1640 调成浓度为 2×10^6 个/mL，在 96 孔圆底板中每孔加入 50 μL 的细胞(1×10^5 个/孔)，每组设 3 个复孔。

(5) 刺激细胞的制备：采用经射线照射或用丝裂霉素 C 处理过的且剔除 T 细胞的 C57BL/6 小鼠脾脏细胞悬液作为刺激细胞，将刺激细胞的浓度调为 2×10^6 个/mL，在上述 96 孔板的每孔细胞中加入 5 μL 的刺激细胞(刺激细胞∶反应细胞的比例为 1∶1)。同时设置反应细胞与刺激细胞单独培养的对照组各 3 孔。

(6) 采用含 10%FBS 的 RPMI-1640 将各孔总体积补至 200 μL，混匀后将 96 孔板置于 37 ℃、5% CO_2 的细胞培养箱中培养 3～5 天。

(7) 收集培养的细胞用 0.5 mmol/L EDTA-PBS 于 37 ℃孵育 5 min，以使增殖的细胞集落散开。

(8) 采用抗 CD3 的荧光抗体标记目的 T 细胞的表面标志(如 CD3)，然后应用流式细胞仪进行检测与分析。

【结果分析】

对获取的数据采用软件进行分析，圈定 $CD3^+$ 细胞，以 FITC 通道为横坐标用直方图计算 CFSE 各分裂代数的细胞百分比(见图 5-3)。

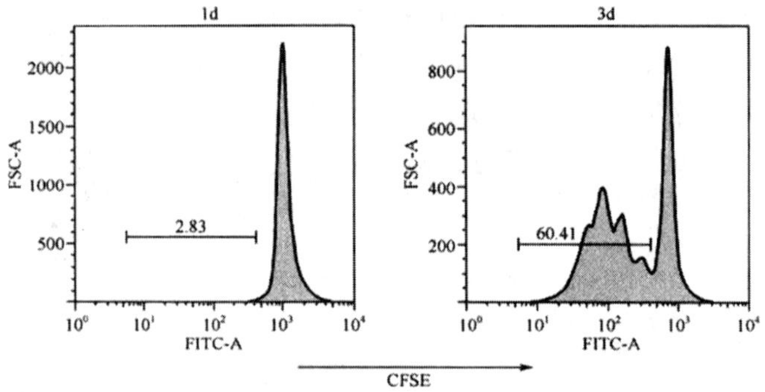

图 5-3 CFSE 法检测 T 细胞增殖

【注意事项】

(1) 细胞标记 CFSE 后不能立即检测，因为这时的荧光强度极高，细胞摄入的大部分 CFSE 尚不稳定。

(2) 漂洗时加入含血清的完全培养基可减少 CFSE 对细胞的毒性作用。

(3) 如果计划在 24 h 以内检测 CFSE 标记的细胞，应采用常用 CFSE 浓度的 1/4 或 1/8 进行标记。

(4) 应设置未标记的反应细胞与标记的未刺激的反应细胞作为对照，以利于结果的分析。

实验六　免疫细胞分离技术

用体外的方法对机体各种免疫细胞进行数量和功能的鉴定分析是观察机体免疫状态的一种重要手段，因此需要将免疫细胞从血液、组织液或免疫器官中分离出来。免疫细胞分离主要依据物理与生物学特征，如密度的大小、表面标志、吞噬与黏附能力等。而当一些细胞与其他细胞的理化特性差异都很小的时候就需要通过联合应用多种方法进行分离。经分离获得的免疫细胞除可指示机体的免疫状态外，还可用来进行免疫细胞的生物学研究及细胞与杂交瘤的建立等。

一、人外周血单个核细胞分离

【实验目的】

利用密度梯度离心法分离人外周血单个核细胞并进行计数。

【实验原理】

人体免疫细胞功能的测定通常需要外周血单个核细胞分离这一操作。外周血单个核细胞(peripheral blood mononuclear cell，PBMC)主要包括淋巴细胞(T/B 细胞)、单核细胞、吞噬细胞、树突状细胞和少量其他细胞。常用的分离方法有三种：低渗破碎法、红细胞沉降法和聚蔗糖-泛影葡胺分层液法。

利用聚蔗糖-泛影葡胺通过密度梯度离心是临床和科研中最常用的分离人外周血单个核细胞的方法。聚蔗糖-泛影葡胺分层液主要成分是一种合成的蔗糖聚合物称聚蔗糖(商品名为 Ficoll)，分子量为 40 kD，具有高密度、低渗透压、无毒性的特点。高浓度的 Ficoll 溶液黏性高，易使细胞聚集，故通常使用 60 g/L 的低浓度溶液，密度为 1.020，添加比重为 1.200 的泛影葡胺(urografin)以增加密度。国外常用商品为 Isopaque 或 Hypaque，故又称 Ficoll-Hypaque 分层液，将适量 340 g/L 的泛影葡胺加入 Ficoll 溶液中即可配制成密度合适的分层液。分离人外周血淋巴细胞以密度为 1.077±0.001 的分层液最佳，因为人的红细胞密度为 1.093，粒细胞密度为 1.092，单个核细胞密度在 1.076 和 1.090 之间。

分离时先将分层液置于试管底层，然后将肝素化全血以 Hanks 液或 PBS 液作适当稀释后，轻轻叠加在分层液上面，使两者之间形成一个清晰的界面。水平式离心后，离心管中会出现几个不同层次的液体和细胞带(见图 6-1)。红细胞和粒细胞密度大于分层液,同时红细胞因遇到 Ficoll 凝集成串钱状而沉积于管底,血小板则因密度小而悬浮于血浆中,唯有与分层液密度相当的单个核细胞密集在血浆层和分层液的界面中,呈白膜状,吸取该层细胞经洗涤与离心后即可获取。本法分离单个核细胞纯度可达 95%,淋巴细胞占 90%~95%,细胞获得率可达 80%以上,其高低与室温有关,室温超过 25 ℃时会影响细胞获得率。

【实验材料】

(1) 试剂:抗凝剂(肝素溶液),聚蔗糖-泛影葡胺淋巴细胞分层液,Hanks 液,1640 细胞培养液。

(2) 器材:10 mL 尖底离心管,10 mL 圆底离心管,毛细吸管,血球计数板,载玻片,水平式离心机,显微镜等。

【实验步骤】

(1) 无菌抽静脉血 1 mL,注入含有 0.1 mL 肝素溶液的试管中。

(2) 加 Hanks 液 1 mL 将血液稀释一倍,混匀。

(3) 取淋巴细胞分层液 2 mL 加入到新的离心管中。

(4) 用毛细吸管吸取稀释血液,沿离心管壁轻轻加在分层液表面,注意勿冲破液面(见图 6-1 甲)。

(5) 用水平式离心机,2000 rpm,离心 20 min。离心后细胞分布如图 6-1 乙所示,绝大部分单个核细胞悬浮于血浆与分层液之间的界面层,呈白色云雾状。

(6) 将毛细吸管轻轻插入单个核细胞层,沿管壁周围和云雾层吸出单个核细胞移入另一试管。

(7) 加 3 倍的 Hanks 液,混匀,1500 rpm,离心 15 min,弃上清。在沉淀物中再加入 Hanks 液,重复离心两次。

(8) 最后一次洗完细胞后弃上清,加入 0.5~1 mL 的 1640 培养液,混匀。

(9) 细胞计数:取上述细胞悬液用血球计数板计数。按白细胞计数法计四个大方格内的细胞数,按以下公式计算:

细胞数(单位:个)/mL=四个大方格中细胞数的平均值$\times 10^4 \times$稀释倍数

(10) 最后用 1640 溶液配制成一定浓度的细胞悬液以备实验用。

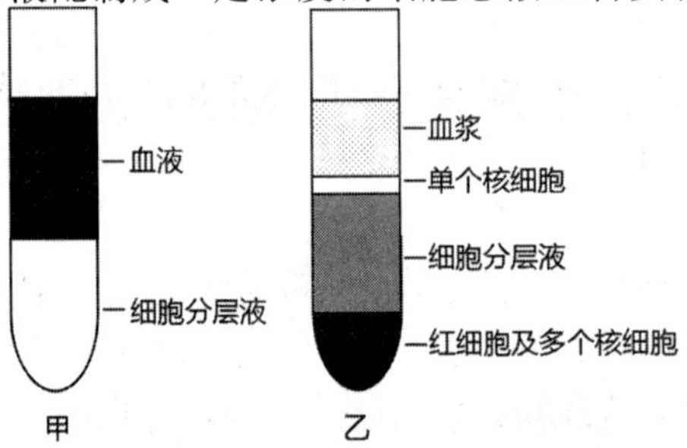

图 6-1 外周血单个核细胞分离图

【结果分析】

血液中单个核细胞密度的计算公式为：

全血中单个核细胞密度＝重悬液中单个核细胞密度×重悬液体积/血液体积

健康人外周血细胞中淋巴细胞的数量为 $0.8\times10^9\sim4.0\times10^9$ 个/L，单个核细胞的数量为 $0.3\times10^9\sim0.8\times10^9$ 个/L。故经 Ficoll 密度梯度离心法分离的单个核细胞密度应在 1×10^6 个/mL 左右。

【注意事项】

(1) 将单个核细胞用于细胞培养时，应该注意无菌操作。

(2) 将待分离的稀释全血加至分层液表面时，应尽量小心，勿破坏界面，否则会影响分离效果。

(3) 离心时间和离心速度应该根据不同情况做相应调整。若离心后单个核细胞层和分层液中仍掺杂部分红细胞，则应提高转速或延长离心时间；若计数后发现淋巴细胞丢失过多，则应适当降低转速或缩短离心时间。

(4) 最适温度条件：单个核细胞的细胞数往往与温度条件有关。温度变化可直接影响分层液的相对密度，若室温低于 20 ℃，则实验前应该先将分层液置 37 ℃水中预热 10 min。夏季温度高，用此法分离的细胞回收率一般偏低。

(5) 单个核细胞下沉快，故细胞悬液在使用前应充分混匀。

(6) 配制好的细胞悬液可置于室温或普通冰箱。后一种条件较好，因为可降低细胞代谢活动。但应注意不要迅速改变单个核细胞所处的温度，以免导致细胞"温度"休克。

(7) 淋巴细胞尚还有其他分离方法，如：

① 玫瑰花结沉降法：T 细胞与绵羊红细胞结合后凝集块较大，400 rpm 离心 20 min 后，花结细胞位于试管底部，而上清中多为 B 细胞。将花结细胞吸出，迅速溶解红细胞，再离心收集其淋巴细胞，则收集到的淋巴细胞主要为 T 细胞，纯度一般为 70%左右。

② 亲和层析法：利用琼脂糖珠来分离淋巴细胞，可得到 99%的 T 细胞和 B 细胞。

③ 流式细胞术：可得到 99.5%纯度的淋巴细胞或 T 细胞亚群。

④ 化学纤维素吸附法：B 细胞可吸附纤维素，而 T 细胞不能，借此可分离出 80%的 T 细胞或 B 细胞。

二、小鼠腹腔巨噬细胞分离

巨噬细胞广泛分布于体内，它不仅参与非特异性免疫，而且是特异性免疫中一类关键的细胞，参与机体众多的生理和病理反应过程。例如，巨噬细胞吞噬和消除病原微生物，通过加工处理提呈抗原，启动特异性免疫应答，以及巨噬细胞通过细胞凋亡清除吞噬的致病病原体等。由于腹腔巨噬细胞多游离存在于腹膜腔腹水中，易于获得，因此，许多实验室在进行基础或配合临床研究巨噬细胞功能及其与疾病的关系，或筛检免疫增强药物和探讨其作用机制时，往往选用小鼠腹腔巨噬细胞为研究对象。

(一) 巯基乙酸盐诱导小鼠腹腔巨噬细胞

【实验目的】

通过腹腔注射巯基乙酸盐诱导及腹腔灌洗获取小鼠腹腔巨噬细胞。

【实验原理】

可用多种方法分离不同组织器官来源的小鼠巨噬细胞，其中以小鼠腹腔巨噬细胞取材最为方便，应用广泛。腹膜内注射巯基乙酸盐可以稳定诱导大量的中性白细胞到腹腔中，通过冲洗腹腔得到的灌洗液中含有 $1\times10^{7}\sim2\times10^{7}$ 个巨噬细胞。小鼠腹腔灌洗液中除含有巨噬细胞外，还含有少量淋巴细胞和粒细胞，根据实验需要可进一步纯化。常用贴壁法和 Percoll 离心法纯化巨噬细胞，但所分离的巨噬细胞纯度较低，对于要求严格的实验，可用磁珠法或流式细胞仪分选高纯度的单核巨噬细胞。

【实验材料】

(1) 标本：C57BL/6J 小鼠(雌性，6～8 周龄，SPF 级别)。

(2) 试剂：无菌巯基乙酸肉汤、75％乙醇、DMEM-20(含有 20％胎牛血清的 DMEM 完全培养基)、DMEM-10(含有 10％胎牛血清的 DMEM 完全培养基)、DMEM-0(无血清的 DMEM 培养基)。

(3) 器材：无菌剪刀、镊子、小鼠固定板、15 mL 聚丙烯锥底离心管。

【实验步骤】

(1) 消毒小鼠腹部，腹腔注射 2 mL 无菌巯基乙酸肉汤。3 天以后收集炎性腹腔巨噬细胞。

(2) 如收集静息状态的腹腔巨噬细胞，则不注射肉汤，直接从此步骤开始。放血处死小鼠(可减少腹腔中的红细胞)，将小鼠浸入 75％乙醇中消毒 3～5 min。

(3) 将小鼠腹部向上固定，剪开腹部皮肤，双手持镊撕开皮肤，拉向两侧，暴露腹膜，注意勿伤及腹膜壁。

(4) 用注射器沿腹中线注入 10 mL 预冷的 DMEM-0，同时从两侧轻轻揉压小鼠腹膜 5 min，注意此时针头最好不拔出。

(5) 用针头轻轻挑起腹壁，小鼠微倾向一侧，使腹腔中液体集于针头下，将腹腔灌洗液吸入针管内。

(6) 小心拔出针头，把腹腔灌洗液注入干净的离心管中。重复冲洗腹腔 2 或 3 次，合并所收集的腹腔灌洗液。

(7) 将收集的腹腔灌洗液于 4 ℃ 250 g 离心 10 min，去上清。用预冷的 DMEM-0 培养基洗细胞 2 或 3 次，弃上清。

(8) 用预冷的 DMEM-10 悬浮腹腔巨噬细胞,台盼蓝染色法检测细胞活力,调整细胞至合适浓度备用。

【结果分析】

从未经刺激的小鼠腹腔中可得到 2×10^6 个腹腔细胞,其中静止状态的巨噬细胞占 50%～70%。经腹腔注射巯基乙酸盐诱导后,从小鼠腹腔可以得到大量炎性巨噬细胞(每只小鼠为 1×10^7～2×10^7 个)。

【注意事项】

(1) 雄性小鼠腹壁脂肪多,不利于腹腔灌洗液的收集,6～8 周雌性小鼠较好。

(2) 在收集腹腔灌洗液时,操作应小心,避免刺破血管或肠壁。

(3) 此法可用于分离豚鼠或家兔腹腔巨噬细胞,此时宜选用 600 g 左右的豚鼠或 3 kg 的家兔。腹腔注射巯基乙酸肉汤时,豚鼠用量为 20 mL,家兔为 50 mL。收集腹腔灌洗液细胞时,向豚鼠腹腔注入 20～40 mL、家兔腹腔注入 50～70 mL 预冷的 DMEM-0。

(二) 贴壁法纯化巨噬细胞

【实验目的】

利用贴壁法纯化小鼠腹腔巨噬细胞。

【实验原理】

贴壁法纯化巨噬细胞的原理是根据单核巨噬细胞具有黏附塑料或玻璃表面的特性,而淋巴细胞无此特性,可借此将单核巨噬细胞和淋巴细胞分开。此法所分离的单核巨噬细胞纯度较低,但方法简单,常用于巨噬细胞的初步纯化。需注意的是,贴壁法纯化巨噬细胞快捷简单,但可能诱导巨噬细胞活化。

【实验材料】

(1) 试剂:DMEM 培养基、胎牛血清、胰酶消化液。

(2) 器材:细胞培养皿、巴氏吸管、离心机等。

【实验步骤】

(1) 用 DMEM-20 调节巨噬细胞浓度。以每平方厘米 2×10^5～4×10^5 个巨噬细胞的密度将巨噬细胞接种到玻璃或塑料培养皿(瓶)中,于 37 ℃、5% CO_2 细胞培养箱中培养 1～2 h 或过夜。

(2) 摇晃培养皿(瓶),然后充分洗去未贴壁细胞。加入 DMEM-0 洗涤细胞 3 或 4 次。

(3) 加入适量含 EDTA 的胰酶消化液,于 37 ℃消化贴壁细胞 15～30 min,弃去消化液,加入适量 DMEM-10。

(4) 用吸管吹打收集贴壁的巨噬细胞,加入离心管中,250 g 离心 10 min,去上清。

(5) 用 DMEM-10 重悬巨噬细胞,台盼蓝染色法检测细胞活力,调整巨噬细胞至所需浓度备用。

【结果分析】

经培养获得的巨噬细胞可通过流式细胞术标记其 F4/80 判断其纯度,标记 MHC-Ⅱ及 CD80 与 CD86 判断其成熟程度。

【注意事项】

(1) 增加洗涤次数可提高巨噬细胞的纯度。

(2) 小鼠腹腔巨噬细胞与培养皿黏附牢固,可用专用橡皮细胞刮子收集贴壁细胞。

(3) 1 h 贴壁法耗时短,但会损失部分黏附力弱的巨噬细胞。过夜培养可提高巨噬细胞得率,并且 20%~40%的小牛血清可以减少淋巴细胞的黏附。

(三) Percoll 离心法纯化巨噬细胞

【实验目的】

利用 Percoll 密度梯度离心法纯化巨噬细胞。

【实验原理】

Percoll 是一种经聚乙烯吡咯烷酮处理的硅胶颗粒,经高速离心后形成一个从管底到液面密度逐渐递减的连续密度梯度,将单个核细胞悬液轻轻叠加在液面上,低速离心后,便得到 4 个细胞层:表层为死细胞残片和血小板,底层为粒细胞和红细胞,中间有两层,上层富含巨噬细胞,下层富含淋巴细胞。

【实验材料】

(1) 试剂:PBS、Percoll 细胞分离液(密度为 1.113 g/mL)、台盼蓝染液、胎牛血清。

(2) 器材:离心管、离心机、流式细胞仪等。

【实验步骤】

(1) 在 15 mL 离心管中加入 3 mL 胎牛血清,并轻轻地将 PBMC 加在上面,200 g 离心 10 min,弃含血小板的上清。用 DMEM-10 重悬细胞沉淀,调整浓度为 2×10^7~5×10^7 个/mL。

(2) 在 15 mL 离心管中加入 6 mL Percoll 和 6 mL 2×PBS,21 000 g 室温水平离心 40 min,形成连续的 Percoll 梯度。

(3) 轻轻地将无血小板的单核细胞加到形成的梯度上,4 ℃ 1000 g 离心 20 min。

(4) 用吸管仔细吸去顶层不透明带的细胞(死细胞、碎片和少量血小板)。用新的离心管收集第二层细胞,其中含 70%~90%巨噬细胞。

(5) 洗涤并计数纯化的巨噬细胞，调整细胞至合适浓度备用。

【结果分析】

分离获得的巨噬细胞可通过标记 F4/80 荧光抗体，并用流式细胞术分析其纯度。

【注意事项】

(1) 在配制 Percoll 液的过程中应注意加入的先后顺序。

(2) 在加入 Percoll 液时应倾斜管体并缓慢加入，保证液面的分界。

(3) 取出分离的巨噬细胞时应注意动作轻柔并一次取尽，避免打破界面混入其他细胞而影响纯度。

三、小鼠骨髓源性树突状细胞诱导培养

由于 DC 在体内数量极少，因此，从体内分离 DC 耗时而且细胞产量很低。从骨髓前体细胞诱导培养大量的 DC 并进行分析这一方法学的建立，对于研究体内 DC 的生物学功能具有重要的意义。

【实验目的】

通过收集小鼠骨髓前体细胞，诱导培养小鼠树突状细胞。

【实验原理】

在小鼠的淋巴组织和非淋巴组织中，内源性 DC 的数量非常有限，仅占外周血的 1%左右，因而，在早期大大阻滞了对 DC 的研究。1992 年，Inaba 等利用小鼠骨髓中的前体细胞加外源性细胞因子组合来定向诱导培养树突状细胞获得成功，从而使体外研究树突状细胞的分化、发育及功能调控成为可能，也为对其进行遗传性状的修饰及用于免疫治疗奠定了基础。不同实验室在应用该方法的过程中也进行了一定的改进。

小鼠骨髓中含有大量的造血干细胞，可通过 GM-CSF 和 IL-4 定向诱导 DC 的前体细胞向 DC 分化发育。由该方法可获得用于研究的足量的、分化发育状态基本一致的树突状细胞，这是目前最常用的小鼠树突状细胞的获得方法。需要注意的是，尽管天然的小鼠 DC 包括 $CD4^+$、$CD8^+$ 和 $CD4^-CD8^-$ 三个亚群，但目前能通过体外培养的只有 $CD4^-CD8^-$ 这一亚群。

【实验材料】

(1) 标本：6～7 周龄小鼠。

(2) 试剂：预冷和室温的 RPMI-1640 培养基、氯化铵溶液、2 mol/L Tris-Cl，pH 7.2 的 0.14 mol/L NH_4Cl、小鼠 GM-CSF 和 IL-4 用于流式细胞仪检测 DC 的抗体。

(3) 器材:解剖用品、100 mm 培养皿、6 孔培养皿(如 Falcon)、1 mL 注射器、Nytex 滤器、15 mL 和 50 mL 聚丙烯锥底离心管。

【实验步骤】

(1) 无菌取小鼠股骨和胫骨,置于 RPMI-1640 培养基中,用 1 mL 注射器将骨骺端戳破后,多次吸取 RPMI-1640 培养基,反复冲洗骨髓腔,直至骨头变白,以获得足够的骨髓细胞。

(2) 将获得的骨髓细胞通过筛网(去除颗粒)后收于离心管内,室温 280 g 离心 5 min,弃上清。

(3) 加入 3～10 mL 的氯化铵裂解红细胞,室温静置 3 min 后,280 g 离心 5 min,弃上清。

(4) 用 RPMI-1640 洗涤骨髓细胞 2 次,室温 280 g 离心 10 min。计数活细胞,用 RPMI-1640 培养基调整细胞浓度至 1×10^6～2×10^6 个/mL。

(5) 加入小鼠重组 GM-CSF 至终浓度为 10～20 ng/mL,小鼠重组 1L-4 至终浓度为 1 ng/mL。将细胞液以 4 mL/孔接种于 6 孔板。

(6) 3 天后,可见板底长出集落。轻轻地摇动培养板,使未贴壁的细胞悬浮于液体中,倾斜培养板,移出培养基后,将 RPMI-1640 轻轻地沿孔壁加入孔中,轻轻摇动培养板后吸出洗涤液,最后每孔加入 4 mL 含 10～20 ng/mL rmGM-CSF 和 1 ng/mL rmIL-4 的完全 RPMI-1640 培养基。

(7) 在第 5 天到第 8 天期间(此时已产生足够的聚集体),每隔 1 天半量换液一次(倾斜培养板,移出 2 mL 培养基后,每孔沿孔壁加入 2 mL 含 10～20 ng/mL rmGM-CSF 和 1 ng/mL rmIL-4 的完全 RPMI-1640 培养基)。

(8) 收集脱离的细胞,室温 280 g 离心 10 min,弃上清。用含 10～20 ng/mL rmGM-CSF 和 1 ng/mL rmIL-4 的完全 RPMI-1640 培养基重悬,最高浓度为 1×10^5 个/mL。然后铺 100 mm 培养皿,每个培养皿 10 mL。

(9) 在细胞转移后 24～48 h 内,每 24 h 轻轻摇晃培养皿,收集非贴壁、非增殖、成熟的 DC,转移至另外的收集管中用于后期的研究。

【结果分析】

经培养获得的 DC 细胞可通过流式细胞术标记其 CD11c 判断其纯度,标记 MHC-Ⅱ及 CD80 与 CD86 判断其成熟程度。

【注意事项】

(1) 选用的小鼠最好为雄性鼠,因为它们的骨头比较粗大;运输后需要休息至少 5 天,不要使用应激或脱水的小鼠。

(2) 用于裂解红细胞的氯化铵的用量和作用时间根据经验决定。

(3) 收集 DC 的时间取决于实验需要。

四、免疫磁珠分选技术分离小鼠 T 细胞

免疫磁珠法最常用于细胞的分离，又称为免疫磁珠细胞分离(immunomagnetic cell separation method)技术。免疫磁珠法分离细胞通常包括以下 3 个步骤：免疫磁珠与细胞混合物的孵育，使磁珠与相应细胞结合；磁场中，被磁性标记的细胞滞留在分离柱或试管中，而未标记的细胞则流出分离柱或位于上清中，因此，磁珠标记细胞与磁珠非标记细胞得以分离；目的细胞的收获，当分选柱或试管移出磁场后，磁性标记细胞被洗脱出来。免疫磁珠法分离细胞操作简单、耗时短，不影响分选后细胞的活性，可实现大样本的自动化处理和分析，克服了荧光激活细胞分选法(fluorescence activated cell sorting，FACS)中仪器昂贵、设备复杂、处理量小、分离的细胞活性低等缺点。因此，免疫磁珠细胞分离法在多种细胞的分离和纯化方面有很大的优势。

下面以分离小鼠脾脏 $CD4^+$ T 细胞为例介绍免疫磁珠细胞分离技术。免疫磁珠分离技术包括阳性分选和阴性分选，每种分选方法又有直接标记法和间接标记法。CD4 是 Th 细胞特征性表面分子，利用 anti-CD4 偶联磁珠特异性结合 T 细胞表面的 CD4 分子，在磁场作用下，可将 T 细胞直接从细胞混合物中分离出来；或者采用多种抗体混合的鸡尾酒抗体去除非 $CD4^+$ T 细胞(包括 $CD8^+$ T 细胞、B 细胞、巨噬细胞、粒细胞、红细胞和 NK 细胞等)，获得 $CD4^+$ T 细胞。磁珠分选的细胞可用 FACS 鉴定分离效果和细胞纯度，流式检测阳性分选的细胞时，注意合理选用荧光抗体，荧光标记抗体针对的抗原表位应不同于磁珠分选时所针对的抗原表位。有条件时，可采用自动分选系统，自动分选系统细胞纯度和得率较手动分选高，且更稳定，但仪器价格昂贵，且需专人进行设备的调试和维护。

(一) 直标法阳性分选 $CD4^+$ T 细胞

【实验目的】

利用 anti-CD4 抗体标记磁珠对小鼠脾脏中的 $CD4^+$ T 细胞进行分离。

【实验原理】

免疫磁珠分选 $CD4^+$ T 细胞时，先用密度梯度离心法分离小鼠脾脏中单个核细胞，然后将细胞与 anti-CD4 磁珠混合，待 anti-CD4 磁珠与 $CD4^+$ T 细胞结合后，将细胞加入位于磁场的分离柱中，由于 $CD4^+$ T 细胞与 anti-CD4 磁珠结合带有磁性因而滞留在分离柱中，非 $CD4^+$ T 细胞则流出分离柱。将分离柱撤离磁场，用洗脱液即可将 $CD4^+$ T 细胞从分离柱中洗脱出来。由于免疫磁珠分选时细胞浓度较高，因此在分离过程中应注意充分混匀细胞，避免细胞团块堵塞分离柱，必要时过柱前可用筛网(30 fxm)过滤细胞团块，但需注意避免细胞的丢失(沾染 Tip 头或筛网)，提高目的细胞的得率。

【实验材料】

(1) 标本:小鼠脾脏单个核细胞。

(2) 试剂:PBS/EDTA(含 0.5%BSA 和 2 mmol/L EDTA,pH 7.2,4 ℃)、anti-CD4 磁珠。

(3) 器材:分离柱、磁珠分离架、30 μm 尼龙网(BD)。

【实验步骤】

(1) 取小鼠脾脏,研磨过滤后制备为单细胞悬液,以 Ficoll 进行密度梯度离心获取单个核细胞悬液,计数细胞,选用合适的分离柱(以下以 MS 柱为例)。

(2) 将单个核细胞室温下 200 g 离心 5 min,弃上清,加入 PBS/EDTA 重复洗涤 1～2 次。

(3) 用 PBS/EDTA 重悬细胞,调整单细胞浓度至 1×10^8 个/mL。

(4) 取单细胞悬液 1 mL,加入 40 μL anti-CD4 磁珠,混匀,置于 4 ℃冰箱,孵育 10～15 min,使 anti-CD4 磁珠与 $CD4^+$ T 细胞特异性结合。

(5) 加入 10 mL PBS/EDTA(PBS/EDTA 量为 anti-CD4 磁珠标记体积的 10～20 倍),室温下 200 g 离心 10 min,弃上清,洗去游离的 anti-CD4 磁珠。

(6) 重复洗涤 1 次,弃上清,加入 1 mL PBS/EDTA 重悬细胞,备用。

(7) 按说明书将分离柱置于磁场中的磁珠分离架上,加 1 mL PBS/EDTA 到分离柱中,使液体自然流尽,预洗分离柱。

(8) 将 30 μm 尼龙网置于分离柱上,将 anti-CD4 磁珠标记的细胞悬液加入尼龙网中,使其通过尼龙网流入分离柱,待液体自然流尽后,用 1 mL PBS/EDTA 洗涤分离柱 3 次,每次自然流尽。必要时可收集流穿液,其中含未被磁珠标记的细胞,即 $CD4^-$ 细胞。

(9) 将分离柱撤离磁场,加入 1 mL PBS/EDTA,用针芯(plunger,试剂盒中提供)推尽液体,冲出并收集磁珠标记的目的细胞,即 $CD4^+$ T 细胞。

(10) 加入 10 mL PBS/EDTA,室温下 200 g 离心 5 min,洗涤 $CD4^+$ T 细胞,用含 10% FBS 的 RPMI-1640 培养基调整至合适浓度备用。

【结果分析】

分选获得的细胞可通过 anti-CD3 与 anti-CD4 荧光抗体标记,应用流式细胞术分析其纯度(见图 6-2)。一般细胞纯度应达到 90%以上。

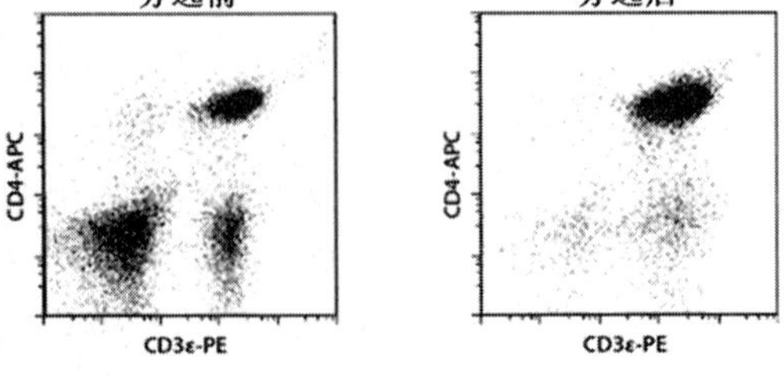

图 6-2 直标法阳性分选 $CD4^+$ T 细胞

【注意事项】

(1) 细胞不能超过分离柱的细胞载量,应根据细胞起始数量和目的细胞的丰度,选择使用相应规格的分离柱。操作中 PBS/EDTA 的用量也应相应调整。

(2) PBS/EDTA 应预冷至 4 ℃,磁珠标记等操作应在冰上进行。提高标记温度、延长标记时间,非特异标记会增加,影响目的细胞的纯度。

(3) 磁珠分选前去除贴壁细胞和死细胞,免疫磁珠标记时阻断 Fc 受体,可降低非特异性结合,提高目的细胞的纯度。

(4) 上分离柱前,充分混匀细胞,打散细胞团块,以免分离柱堵塞。

(5) 气泡易阻滞分离柱,应减少操作过程中包括 PBS/EDTA 洗液中的气泡。

(6) 标记后将细胞悬液加入分离柱时,避免细胞悬液沿分离柱管壁流下,否则会影响细胞的纯度。

(二) 间标法阴性分选 $CD4^+$ T 细胞

【实验目的】

利用间标阴选法获取无标记的 $CD4^+$ T 细胞。

【实验原理】

用免疫磁珠去除无关细胞,使目的细胞得以纯化的方法称为阴性分选。阴性分选 $CD4^+$ T 细胞时,通过混合鸡尾酒抗体,即 anti-CD8、anti-B220、anti-CD49b、anti-CD11b 和 anti-Gr1 去除 $CD8^+$ T 细胞、B 细胞、NK 细胞、DC、巨噬细胞和粒细胞等,未标记细胞即为 $CD4^+$ T 细胞。此方法中一般采用 biotin 标记的上述抗体,然后用 anti-biotin 磁珠间接标记并阴性分选 $CD4^+$ T 细胞。

【实验材料】

(1) 标本:小鼠脾脏单个核细胞。

(2) 试剂:PBS/EDTA(含 0.5%BSA 和 2 mmol/L EDTA,pH 7.2,4 ℃),anti-biotin 磁珠,biotin 标记的 anti-CD8、anti-B220、anti-CD49b、anti-CD11b 和 anti-Gr1 抗体。

(3) 器材:分离柱、磁珠分离架、30 μm 尼龙网(BD)。

【实验步骤】

(1) 取小鼠脾脏,研磨过滤后制备为单细胞悬液,以 Ficoll 进行密度梯度离心获取单个核细胞悬液,计数细胞,选用合适的分离柱(以下以 LD 柱为例)。

(2) 取 1 mL 待分选单个核细胞悬液(1×10^8 个细胞),加入 40 μL biotin 标记的混合鸡尾酒抗体,终浓度约为 5 μg/mL。混匀,置于 4 ℃冰箱,孵育 20～30 min。

(3) 加入 10～20 mL PBS/EDTA(10～20 倍标记体积),室温下 200 g 离心 5 min,弃上清,加入 0.8 mL PBS 重悬细胞。

(4) 加入 0.2 mL anti-biotin 磁珠，混匀，置于 4 ℃冰箱，孵育 10～15 min。

(5) 加入 10～20 mL PBS/EDTA，室温下 200 g 离心 5 min，弃上清。重复洗涤细胞两次，弃上清。用 1 mL PBS/EDTA 重悬磁珠标记的细胞。

(6) 按说明书将分离柱置于磁场中，加入 1 mL PBS/EDTA 预洗分离柱，待液体自然流尽。

(7) 将一无菌的试管置于分离柱下，将磁珠标记后的细胞加入分离柱中，收集流穿液，待液体自然流尽后，用 PBS/EDTA 洗涤分离柱 3 次，每次自然流尽。收集的洗脱液，其中含未标记磁珠的细胞，即所需的 $CD4^+$ T 细胞。

(8) 将收集的 $CD4^+$ T 细胞用 10 mL PBS/EDTA 洗涤后，用培养基调整至合适浓度备用。

【结果分析】

经磁珠分选获得的细胞可用流式细胞检测的方法进一步验证其细胞纯度，理论上获得的 $CD4^+$ T 细胞纯度应大于 90%（见图 6-3）。此步分离获得的细胞可进一步进行阳选标记 CD62L，获取幼稚 T 细胞。

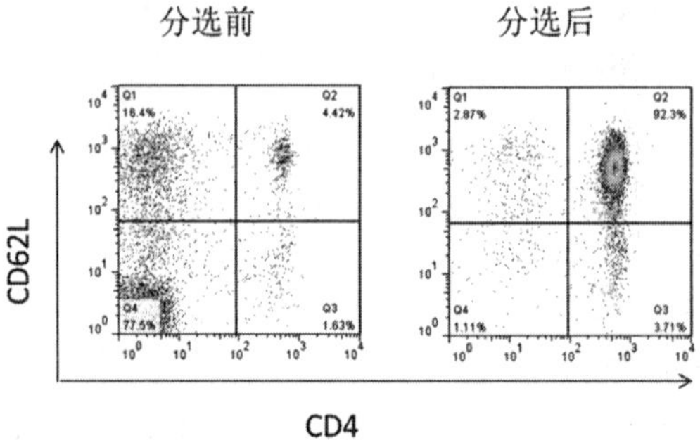

图 6-3 间标法阴性分选 $CD4^+$ T 细胞

【注意事项】

(1) 细胞不能超过分离柱的细胞载量，应根据细胞起始数量和目的细胞的丰度，选择使用相应规格的分离柱。操作中 PBS/EDTA 的用量也应相应调整。

(2) PBS/EDTA 应预冷至 4 ℃，磁珠标记等操作应在冰上进行。提高标记温度、延长标记时间，非特异标记会增加，影响目的细胞的纯度。

(3) 磁珠分选前去除贴壁细胞和死细胞，免疫磁珠标记时阻断 Fc 受体，可降低非特异性结合，提高目的细胞的纯度。

(4) 上分离柱前，充分混匀细胞，打散细胞团块，以免分离柱堵塞。

(5) 气泡易阻滞分离柱，应减少操作过程中包括 PBS/EDTA 洗液中的气泡。

(6) 标记后将细胞悬液加入分离柱时，避免细胞悬液沿分离柱管壁流下，否则会影响细胞的纯度。

(7) 为提高目的细胞的纯度，特别是稀有细胞，分选得到的细胞可再加入分离柱中，重新进行洗涤和洗脱。

实验七　免疫细胞功能检测

免疫系统主要由免疫器官、免疫细胞及免疫分子组成，免疫系统各组分功能正常是维持机体免疫功能相对稳定的保证。免疫细胞是构成机体免疫器官的基本单位，它不仅能抵御外来的细菌、真菌、病毒和其他有害物质的侵袭，还能清除体内衰老、突变、恶化或死亡的细胞，保护机体的健康，在免疫应答的过程中起核心作用。在免疫反应初期，巨噬细胞、中性粒细胞和 NK 细胞等固有免疫细胞快速趋化至感染或受损部位，通过吞噬、诱导凋亡等方式发挥免疫功能。在免疫反应后期，T 细胞与 B 细胞受到抗原刺激后发生活化、增殖、分化、转归，通过分泌细胞因子、抗体及诱导凋亡的方式发挥免疫功能。通过体外实验在不同层面上检测各种免疫细胞的功能对判断机体免疫状态及进行免疫学基础研究有着重要的意义。

一、CTL 功能检测

杀伤靶细胞是 $CD8^+$ 杀伤性 T 细胞(CTL)的主要功能，CTL 通过 T 细胞受体 TCR 识别靶细胞表面的抗原肽-MHC 分子复合物，在其他黏附分子的参与下，与靶细胞紧密接触，通过两种机制杀伤靶细胞。其一为细胞裂解，活化后的 CTL 通过胞吐作用释放穿孔素(perforin)，后者插入靶细胞膜内形成空心管道出现小孔，水分通过小孔进入细胞质，导致靶细胞胀裂而死亡。其二为细胞凋亡，又分为两种方式，一种为活化后的 CTL 释放颗粒酶(granzyme)，后者进入靶细胞，通过一系列酶的级联反应，最终激活靶细胞内源型 DNA 内切酶而导致靶细胞凋亡；另一种为受体介导，活化后的 CTL 大量表达 FasL(配体)，与靶细胞表面 Fas(受体)结合，通过一系列酶的级联反应，最终激活靶细胞内源性 DNA 内切酶而导致靶细胞凋亡。

CTL 杀伤活性检测方法大体上可分为体外和体内检测。体外检测以经典的 ^{51}Cr 为标准方案，另外有 LDH 释放法等，近年来随着流式细胞技术的发展，产生了以流式细胞仪检测杀伤活性的 Annexin V/PI 法。体内检测主要是用不同浓度 CFSE 标记靶细胞和非靶细胞，过继回输至体内后，检测两种细胞比例来反应靶细胞的杀伤结果。

【实验目的】

利用 LDH 释放法测定 CTL 的功能。

【实验原理】

乳酸脱氢酶(LDH)在活细胞胞质内含量丰富,正常情况下不能通过细胞膜。当细胞受损伤或死亡时,细胞膜通透性改变,此时 LDH 可释放到细胞外,细胞培养液中 LDH 活性与细胞死亡数目成正比。加入 LDH 底物,用比色法测定并与靶细胞对照孔 LDH 活性比较,可计算效应细胞对靶细胞的杀伤率。本法操作简便快捷,自然释放率低,可用于 CTL 及 NK 细胞活性测定及药物、化学物质或放射引起的细胞毒性的测定,现已有 LDH 法测定 CTL 活性试剂盒(promega)。

【实验材料】

(1) 标本:P815 靶细胞(系 DBA/2 小鼠的肥大细胞瘤细胞株)。

(2) 试剂:RPMI-1640 完全培养液,2%(体积比)TritonX-100,LDH 底物溶液,1 mol/L 柠檬酸终止液。

(3) 器材:酶标仪,CO_2 细胞培养箱,离心机。

【实验步骤】

1. 效应细胞的制备

P815 靶细胞足垫免疫小鼠 7 天后,于无菌条件下取出引流的腹股沟淋巴结,100 目钢网研磨,调整细胞浓度为 2×10^7 个/mL,台盼蓝染色要求存活率大于 95%。

2. 靶细胞的制备

连续传代培养后获取细胞,调整细胞浓度为 2×10^5 个/mL,台盼蓝染色成活率大于 95%。

3. LDH 释放法测定 CTL 的功能

按表 7-1 加样于 96 孔培养板中,设 3 个复孔,混匀置二氧化碳培养箱中孵育 4 h。室温离心,用微量加样器每孔取上清 100 μL,加于另一培养板孔中,37 ℃预热 10 min,每孔加入新鲜配制的底物溶液 0.1 mL,避光,室温反应 15 min,每孔加入 1 mol/L 终止液,用酶标仪在 570 nm 处读取每孔 OD 值。

表 7-1 LDH 释放法测定 CTL 活性的加样情况分组

分组	效应细胞/μL	靶细胞/μL	TritonX-100/μL	完全培养基/μL
自然释放孔		100		100
最大释放孔		100	100	
实验孔 1(100∶1)	100	100		
实验孔 2(50∶1)	50	100		50
实验孔 3(20∶1)	20	100		80

4. 计算 CTL 活性

【结果分析】

特异杀伤率(%)=(实验孔 LDH 值－自然释放孔 LDH 值)/(最大释放孔 LDH 值－

自然释放孔 LDH 值)×100％

【注意事项】

(1) 靶细胞的质量是影响细胞标记率、自然释放率及实验稳定性的重要因素。一般要求靶细胞的自然释放率小于10％。

(2) 吸取细胞培养上清时,应尽可能不吸到沉淀的细胞。

二、NK 细胞功能检测

NK 细胞是一种异质性、多功能的细胞群,它具有抗肿瘤、抗感染和免疫调节功能,也参与移植排斥反应和某些自身免疫疾病的发生,尤其是在抗肿瘤的免疫监视作用中处于第一道防线,因而受到人们的高度重视。目前国内外多采用检测 NK 细胞活性来研究不同疾病状态下 NK 细胞的杀伤功能。体外 NK 细胞活性测定的方法较多,常用的有形态学方法、酶释放法等。

(一) 形态学方法

【实验目的】

通过台盼蓝计数法检测 NK 细胞的杀伤活性。

【实验原理】

当 NK 细胞与靶细胞结合,杀伤并使之死亡后,靶细胞的细胞膜通透性改变而使台盼蓝染料透入细胞内,细胞着色呈蓝色,无折光性;而活细胞则不着色,折光性强,体积大小正常。基于此可区别死细胞和活细胞,计算出靶细胞的死亡率即 NK 细胞的活性。

【实验材料】

(1) 动物和细胞:昆明种小白鼠,YAC-1 细胞株。

(2) 试剂:含10％小牛血清的 RPMI-1640,0.5％台盼蓝,淋巴细胞分层液等。

(3) 器材:试管,吸管,40 孔细胞培养板,CO_2 培养箱,100 μL 加样器。

靶细胞:检测人的 NK 细胞活性常用的靶细胞为体外传代细胞株 K562,检测小鼠 NK 细胞活性常用的靶细胞是 YAC-1 细胞株,实验时一般采用 24～48 h 培养的靶细胞。

效应细胞:从人外周血(肝素抗凝)分离的单个核细胞或小鼠脾细胞。

【实验步骤】

(1) 靶细胞的制备:取经 24 h 培养的靶细胞,用完全 RPMI-1640 培养液洗涤 1 次,1000 rpm 离心 6 min。去上清,用完全 RPMI-1640 培养液重悬后计数,并用 0.5％台盼蓝染色检测活性，活细胞应大于95%，调整细胞浓度至2×10^5个/mL备用。

(2) 效应细胞的制备：常规方法分离小鼠脾细胞，洗涤并用含10%FBS的RPMI-1640培养液悬浮，计数后调整细胞浓度至1×10^7个/mL备用。

(3) 效-靶细胞作用：用48孔细胞培养板，对照组1～3孔，每孔加100 μL靶细胞，再加入完全RPMI-1640培养液100 μL；实验组效应细胞、靶细胞各加100 μL，效/靶细胞(E/T)比例为50∶1，混匀，置37 ℃、5%CO_2温箱中培养过夜。

(4) 结果观察：取出培养板，将细胞轻轻混匀成悬液，从每孔中取出30 μL细胞悬液，加等量0.5%台盼蓝染液混合，室温下放置5 min后，于白细胞计数池中计数。对照组和实验组每孔各计数100个细胞，分别记录死亡细胞和活细胞数，求出各组NK细胞活性的均值。

【结果分析】

NK细胞活性(%)=(实验组靶细胞死亡数－对照组靶细胞自然死亡数)×100%

【注意事项】

(1) 靶细胞的质量非常重要，用台盼蓝染色法检测，靶细胞的存活率应>95%。标记后的自然释放率应<15%。

(2) 台盼蓝染色时间不宜过长，否则部分活细胞也会着色，干扰结果。

(二) 乳酸脱氢酶释放法

【实验原理】

乳酸脱氢酶(LDH)是活细胞胞质内所含酶之一，在正常情况下，不能透过细胞膜。当靶细胞受到效应细胞的攻击而损伤时，细胞膜通透性改变，LDH可释放至介质中，释放出来的LDH在催化乳酸生成丙酮酸的过程中，使氧化性辅酶I(NAD^+)变成还原性辅酶I($NADH_2$)，后者再通过递氢体-吩嗪二甲酯硫酸盐(PMS)还原碘硝基氯化氮唑蓝(INT)或硝基氯化四氮唑蓝(NBT)形成有色的甲瓒类化合物，在490 nm或570 nm波长处有一高吸收峰，利用读取的OD值，经过计算即可得知NK细胞活性。

【实验材料】

(1) 动物：昆明种小白鼠，雄性，6～8周龄。

(2) 试剂：硝基氯化四氮唑蓝(NBT)，氧化性辅酶I(NAD^+)，吩嗪二甲酯硫酸盐(PMS)，1 mol/L乳酸钠，pH 7.4 PBS缓冲液，1%NP-40，1 mol/L柠檬酸，YAC-1细胞株，含10%小牛血清的RPMI-1640，0.5%台盼蓝，淋巴细胞分层液等。

(3) 器材：试管，吸管，40孔细胞培养板，CO_2培养箱，酶标仪，100 μL加样器，细胞计数板，离心机。

【实验步骤】

(1) 靶细胞的制备：取培养24～48 h的靶细胞(YAC-1细胞株)，洗涤3次，最后用完全 RPMI-1640 培养基调整细胞浓度至 1×10^5 个/mL，备用。

（2）效应细胞的制备：常规方法分离小鼠脾细胞，洗涤 3 次，最后用完全 RPMI-1640 培养基调整细胞浓度至 1×10^7 个/mL。

（3）效-靶细胞作用：将效应细胞和靶细胞各 0.1 mL（效应细胞∶靶细胞＝100∶1）加入 40 孔细胞培养板的孔中，每份标本设 3 复孔，同时设靶细胞自然释放对照组和最大释放对照组（0.1 mL 靶细胞＋0.1 mL 1%NP-40 液）。1000 rpm 低速离心 2 min 后，置 37 ℃、5%CO_2 温箱中孵育 2 h。

（4）LDH 底物溶液（临用前配制）：硝基氯化四氮唑蓝（NBT）4 mg，氧化性辅酶 I（NAD^+）10 mg，吩嗪二甲酯硫酸盐（PMS）1 mg，加蒸馏水 2 mL 溶解，混匀后取上液 1.6 mL，加 1 mol/L 乳酸钠 0.4 mL，然后加入 0.1 mol/L、pH 7.4 PBS 至 10 mL。

（5）酶促反应：取出培养物，吸取各孔上清 0.1 mL 加于另一培养板孔中，置 37 ℃预温 10 min，每孔加入新鲜配制的 LDH 底物溶液 0.1 mL，室温避光反应 10～15 min，每孔加入 1 mol/L 柠檬酸终止液 30 μL 以终止酶促反应。

（6）结果计算：用酶标仪在 570 nm 波长下读取各孔 OD 值，并计算 NK 细胞活性。

【结果分析】

NK 细胞活性＝（实验组 OD 值－自然释放对照组 OD 值）/（最大释放对照组 OD 值－自然释放对照组 OD 值）×100%

【注意事项】

（1）无论采用何种实验方法，靶细胞的质量是影响细胞标记率、自然释放率及实验稳定性的重要因素。一般要求靶细胞的自然释放率小于 10%。

（2）吸取细胞培养上清时，应尽可能不吸到沉淀的细胞。

三、吞噬细胞功能检测

体内具有吞噬功能的细胞群按其形态的大小分为两类。一类为大吞噬细胞，即组织中的巨噬细胞和血液中的大单核细胞。它们对异物有吞噬和消化的功能，在机体非特异性免疫、特异性免疫和免疫调节中有重要的作用，因此，通过测定吞噬细胞的吞噬作用可判断机体的免疫力。另一类为小吞噬细胞，即中性粒细胞（neutrophile granulocyte）。中性粒细胞的功能包括黏附、移动、吞噬杀菌等，是机体天然免疫力的重要组成部分。

（一）中性粒细胞吞噬功能的测定

【实验目的】

利用白色葡萄球菌吞噬实验观察中性粒细胞的吞噬功能。

【实验原理】

中性粒细胞对侵入机体的微生物及其他异物有吞噬和消化的功能，是机体天然免疫力的重要组成部分，在机体的非特异性免疫中起重要作用。将中性粒细胞与白色葡萄球菌共孵育后制作细胞涂片，经碱性亚甲蓝染色后可观察到中性粒细胞对白色葡萄球菌的吞噬作用。通过计算吞噬比例与吞噬指数可判断中性粒细胞吞噬功能的强弱。

【实验材料】

（1）标本：人外周血。

（2）试剂：白色葡萄球菌，肝素溶液，甲醇，碱性亚甲蓝染液，无菌生理盐水，香柏油。

（3）器材：血红蛋白吸管，凹玻片，载玻片，1 mL 注射器及 26 号针头，采血针，酒精棉球，技术仪，显微镜等。

【实验步骤】

（1）菌液的制备：将白色葡萄球菌接种于肉汤培养基中，放 37 ℃温箱内培养 12 h 左右；置 100 ℃水浴中加热 10 min，杀死细菌，用无菌生理盐水稀释成每毫升 6×10^{8} 个细菌备用。

（2）用血红蛋白吸管吸取受试者耳垂或指血 40 μL，立即加入盛有 20 μL 肝素（浓度为 20 U/mL）的洁净凹玻片的凹孔内，轻轻搅动混匀。

（3）加入葡萄球菌菌液 20 μL，充分混匀。

（4）然后置入铺有湿纱布的有盖容器内（此容器先放 37 ℃温箱中预温），在 37 ℃温箱中作用 30 min，期间每隔 10 min 摇匀一次。

（5）作用完毕，取 1 小滴混合液置于洁净无油污的载玻片一端，推成薄片。

（6）待干后，用甲醇固定 4～5 min，碱性亚甲蓝染液染 2～3 min，置油镜下观察。

（7）随机计数 100 个中性粒细胞，分别记录发生吞噬和未吞噬的白细胞数，对于有吞噬作用的白细胞，应同时记录所吞噬的细菌数。

【结果分析】

（1）吞噬细胞（%）：100 个中性粒细胞中吞噬有细菌的细胞数。

（2）吞噬指数：将 100 个中性粒细胞所吞噬的细菌总数除以 100，得到每个白细胞吞噬细菌的平均数，即为吞噬指数。

（3）临床应用：一般多用于病人治疗前后白细胞吞噬指数与百分率的动态变化，作为观察疗效和判断预后的参考指标。

【注意事项】

（1）应注意吞噬的时间，时间过长细菌会被消化掉，过短则吞噬不足。

（2）涂片时应注意细胞的比例，过密或者过稀都不利于观察计数。

（二）中性粒细胞移动功能检测

【实验目的】

利用琼脂糖平板法观测中性粒细胞的移动功能。

【实验原理】

中性粒细胞的运动可以分为随机运动和定向运动。前者类似于布朗运动，检测方法是将采集的白细胞悬液滴于玻片上，用光学显微镜直接观察其运动。也可用毛细管法将细胞悬液装入硅化毛细管中，稍加离心，使细胞沉积在一端，切去无细胞的毛细管端，继而移放在含细胞培养液的培养小瓶中，37 ℃温育 18～20 h，游动的细胞将从毛细管内外移，在管口形成一细胞团，根据细胞团面积可判断受检中性粒细胞活动的强弱。某些患者中性粒细胞的任意运动明显减弱，甚至消失。中性粒细胞的定向运动表现为趋化运动，测定方法有多种，其原理相同，而方法大同小异，以下为体外试验法（琼脂糖平板法）。

【实验材料】

（1）标本：人外周血中性粒细胞。

（2）试剂：琼脂糖、蒸馏水、Hanks 液、明胶、甲醇、酵母多糖、新鲜血清 Giemsa 染液。

（3）器材：眼科镊、眼科剪、无菌盖玻片、微孔滤膜、显微测微器。

【实验步骤】

（1）趋化因子的制备：取酵母多糖 500 mg，加入到 50 mL Hanks 液中，煮沸 1 h；2000 rpm 离心 20 min，弃上清。用 Hanks 液调整酵母多糖为 50 mg/ mL，4 ℃保存。用前取 1 份酵母多糖和 3 份新鲜血清混合，37 ℃搅拌反应 30 min，离心弃上清，并用含 0.1% 明胶的 Hanks 液等体积稀释，将酵母多糖处理的血清作为趋化因子，还有大肠杆菌培养滤液、合成多肽 f-met-leuphe（10^{-8} mol/L，Sigma）等均可作为趋化因子。

（2）取 0.25 g 琼脂糖，加 12.5 mL 蒸馏水，沸水内加热溶化，冷至 47 ℃。

（3）取 Hanks 液 2 mL，10% 明胶 25 mL 和蒸馏水 8 L，混匀后加 7% 的 $NaHCO_3$ 2 滴，将此液与 47 ℃保温的琼脂糖混匀倒板。

（4）在琼脂糖板上打孔，孔径 3 mm，孔间距 2～3 mm。中央孔内加中性粒细胞悬液 10 μL，左侧孔内加 10 μL 趋化因子，右侧孔内加 10 μL 对照液。将琼脂糖板放入湿盒内，于 37 ℃、5%CO_2 条件下温育 4～8 h。

（5）待孔中液体干后用甲醇固定 30 min。琼脂糖膜用 Giemsa 染色，用显微测微器测量细胞从中央孔向左侧孔的移动距离 A 和向右侧孔的移动距离 B。

【结果分析】

趋化指数为 A/B，值越大表示趋化能力越强。

【注意事项】

(1) 配制琼脂糖平皿也可用 Eagle 培养液、RPMI-1640 培养液，但必须添加血清(AB 型正常人血清或小牛血清均可)，最终浓度为 10%～20%。如无血清，则移行细胞数减少且分散，趋化移动减弱。

(2) 受检中性粒细胞不能用葡聚糖沉降法收集，因其能抑制中性粒细胞移行的能力。

(3) 加入每孔的中性粒细胞数必须准确定量，其数量多少与趋化移动密切相关。细胞数过多，趋化指数降低；细胞数过少，趋化指数虽不降低，但因移行细胞数减少且分散，常难以正确测量细胞移行的距离。

(4) 孔距以 2.4mm 较为理想，孔距过大，可使趋化因子在琼脂糖中扩散过大而稀释。

(5) 培养时间为 2～3 h，细胞移行即达高峰。在 5% CO_2 环境中培养，能增进中性粒细胞趋化移动的能力。

(三) 巨噬细胞吞噬鸡红细胞实验

【实验目的】

通过观察吞噬鸡红细胞的能力检测小鼠巨噬细胞的吞噬功能。

【实验原理】

鸡红细胞呈橄榄球形，有清楚的细胞核，细胞核亦呈橄榄球形，染色后清晰可见，容易与小白鼠的红细胞区别。将小鼠巨噬细胞与鸡红细胞混合培养后，将细胞离心制作成细胞涂片，用瑞氏染液染色后通过显微镜检测可观察到巨噬细胞对鸡红细胞的吞噬作用，并通过计算吞噬百分率和吞噬指数来判断巨噬细胞吞噬功能的强弱。

【实验材料】

(1) 动物：昆明种小白鼠，雄性，6～8 周龄。

(2) 试剂：1%鸡血球，2%淀粉肉汤，瑞氏染液。

(3) 器材：无菌注射器及针头，玻片显微镜。

【实验步骤】

(1) 于实验前 24 h，在小鼠腹腔内注射 1 mL 淀粉肉汤。

(2) 次日重复注入淀粉肉汤 1 mL，经过 1 h 后再给小鼠腹腔内注入 1%鸡血球悬液 1 mL。

(3) 注射血球 1 h 后，用注射器抽取小鼠腹腔渗出液做涂片，自然干燥后，进行瑞氏染色(方法同前)。

(4) 用油镜观察巨噬细胞质内有无被吞噬的鸡红细胞，并进行计数。

【结果分析】

(1) 吞噬百分率：油镜下观察 100 个巨噬细胞，计算吞噬百分率，以表示吞噬细胞的吞噬功能。正常值为60%左右。

(2) 吞噬指数:按下列公式算出吞噬指数(即每个吞噬细胞吞噬鸡红细胞的平均数)

吞噬指数=100个巨噬细胞中所吞噬的鸡红细胞总数/100

(3) 吞噬鸡红细胞的等级观察:借以判定巨噬细胞吞噬和消化功能,Ⅰ级表示吞噬功能,Ⅱ、Ⅲ、Ⅳ级表示消化功能。

Ⅰ级:被吞噬的鸡红细胞完整,未消化,胞质浅红或浅黄带绿色,胞核浅紫红色。

Ⅱ级:轻度消化,胞质浅黄绿色,核固缩,染成紫蓝色。

Ⅲ级:重度消化,胞质淡染,胞核呈浅灰黄色。

Ⅳ级:完全消化,巨噬细胞内仅见形态大小类似鸡红细胞的空泡,边缘整齐,胞核隐约可见。

【注意事项】

(1) 实验时应掌握好吞噬时间,若时间过长则鸡红细胞被消化,若时间过短则吞噬不充分。

(2) 孵育巨噬细胞与鸡红细胞时,每隔5 min进行混匀,使巨噬细胞充分吞噬鸡红细胞。

(3) 细胞涂片的密度要适当,过密或过稀都会影响结果。

四、T细胞体外增殖试验

淋巴细胞表面有丝裂原的受体(T细胞表面有PHA和ConA的受体,B细胞表面有LPS和SPA的受体,T、B细胞表面均有PWM的受体),这些丝裂原受体与相应的丝裂原结合后可刺激T细胞或B细胞发生增殖反应。这种增殖反应与抗原决定基、超抗原两类抗原刺激的增殖反应有明显的不同。特异性抗原决定基刺激的淋巴细胞反应一般只有1%～5%的淋巴细胞增殖,会产生体液免疫和细胞免疫应答;超抗原的刺激一般为细菌或病毒的致病蛋白产生的病理性免疫应答,可刺激20%的T细胞和少量B细胞增殖;有丝分裂原刺激发生的增殖反应几乎可激活全部的T细胞和B细胞克隆。如:用PHA刺激外周血,外周血的全部T细胞均分化为淋巴母细胞(计数时,转化率是70%左右,其余30%是B细胞和NK细胞等,所有的T细胞均受刺激而母细胞化);但刺激的淋巴母细胞较少产生淋巴因子,不能进一步分裂出致敏淋巴细胞,不形成针对PHA的体液免疫和细胞免疫。

体外T细胞增殖试验的方法有:淋巴母细胞形态学计数法、^{3}H-胸腺嘧啶标记法、MTT法及流式细胞术法等。这些方法各有优缺点,其中MTT法较经济简便,常规实验室可执行。

(一) T 淋巴细胞转化试验

【实验目的】

利用形态观察法检测 T 细胞的转化能力。

【实验原理】

淋巴细胞转化试验是将 T 细胞在体外与特异性抗原(如结核菌素蛋白)或 PHA、ConA 等混合后,刺激淋巴细胞转化为母细胞。根据淋巴细胞转化率的水平,可以了解机体的细胞免疫水平。

【实验材料】

(1) 标本:人外周血。
(2) 试剂:人淋巴细胞分离液、RPMI-1640 培养基、胎牛血清、PHA、瑞氏染液。
(3) 器材:15 mL 离心管,96 孔细胞培养板,离心机,细胞培养箱,显微镜等。

【实验方法】

从人外周血中分离获得淋巴细胞后,在细胞培养物中加入一定量的 PHA 共孵育 72 h 刺激其转化,然后做瑞氏染色,计算其中的淋巴母细胞所占的百分率,通常转化率为 70%左右。

【结果分析】

未转化与转化的淋巴细胞其形态特征如表 7-2 所示。

表 7-2 未转化与转化的淋巴细胞的形态特征

形态特征		转化的淋巴细胞		转化的淋巴细胞
		转化的母细胞	过渡型	
胞核	大小	12～20 μm,增大	12～16 μm,增大	6～8 μm,不增大
	染色质	疏松呈网状	疏松	密集
	核仁	清晰可见 1～3 个	有或无	无
	有丝分裂	有或无	无	无
胞质	增多	有	有	极少
	着色	嗜碱	嗜碱	天青色
	空泡	有或无	有或无	无

【注意事项】

此方法虽然原理清楚简单,但操作繁杂,最后需要涂片计数,统计的结果主观性强,实验室间的误差大，故逐渐被淘汰。

(二) MTT 比色法

【实验目的】

利用 MTT 比色法检测 T 细胞的体外增殖。

【实验原理】

所有增殖细胞的线粒体的琥珀酸脱氢酶可以使底物 MTT(3-(4,5 二甲基-2 噻唑)2,5 二苯基溴化四唑)形成褐色或蓝黑色的甲瓒(formazan)，并沉积于细胞内外。MTT 被随后加入的盐酸异丙醇或二甲亚砜完全溶解，可用酶联仪测定其 OD 值。生成的 OD 值水平能代表孔内细胞代谢活跃的程度，且 OD 值与细胞代谢程度成正比。

用 MTT 比色法测定淋巴细胞的增殖反应，可避免细胞计数过程。淋巴细胞增殖后，MTT 呈色水平与增殖水平相关。操作的过程即血和淋巴细胞的前期处理过程和培养过程与 E 花环基本相同，后加 MTT 显色测定，省去人工细胞计数过程。此法的敏感性低于 ^{3}H-标记法，但经济方便，近年来亦用于 CTL 细胞、中性粒细胞、NK 细胞等免疫细胞活性的测定以及以细胞增殖为原理的白细胞抗原、细胞因子、黏附因子的测定。

【实验材料】

(1) 试剂：MTT 溶液，盐酸异丙醇，其他试剂同单个核细胞的培养。

(2) 器材：48 孔微量细胞培养板，酶标光度计，CO_2 孵箱及细胞培养所需的其他器材。

【实验步骤】

(1) 用常规方法无菌制备外周血淋巴细胞悬液，使细胞浓度为 2×10^6 个/mL。每份标本加 6 孔，其中 3 个试验孔(每孔 3 个复孔)每孔含细胞悬液和 PHA(10 μL)各 0.1 mL，3 个对照孔每孔含细胞悬液 0.1 mL，PHA 可用培养基代替，或设样品不同浓度的稀释度、阳性对照、阴性对照，每浓度 3 孔。

(2) 置 37℃、5%CO_2 孵箱中孵育 70 h(有些试验中培养时间为 18～24 h，如 IL-2 对 CTL 细胞的刺激作用，取决于细胞的代谢活跃程度和刺激物的刺激强度，故应做预试验)。

(3) 培养终止前 4～6 h，1000 rpm 离心 5 min，弃上清，每孔加 MTT 10 μL，混匀再培养。

(4) 细胞培养终止后，加盐酸异丙醇 0.1 mL，充分混匀，静置数分钟，待细胞代谢所形成的紫蓝色 MTT 颗粒充分溶解后，用酶标光度计选择 570 nm 波长测定 OD 值。选择阴性对照、阳性对照比值差别最大的培养时间和变色时间为测定时间。

【结果分析】

计算 3 个试验孔(加 PHA 刺激)及 3 个对照孔(不加 PHA)的 OD 值。计算刺激指数

(stimulation index,SI)作为淋巴细胞转化程度。不同稀释度样品需另行统计。

SI=实验孔 OD 值/对照孔 OD 值

【注意事项】

(1) 细胞接种时注意密度均匀,避免操作存在误差。

(2) 细胞接种时应避开培养板靠近边缘的位置,防止蒸发效应造成误差。

(3) 应注意 MTT 显色时间,过长或过短都会影响结果判定。

(三)^{3}H-TdR 掺入实验

【实验目的】

利用^{3}H-TdR 掺入法检测 T 细胞增殖。

【实验原理】

淋巴细胞受特异性抗原或有丝分裂原刺激后,在转化为淋巴母细胞的过程中,DNA 的合成明显增加,且淋巴细胞的转化程度与 DNA 的合成正相关。此时若将合成 DNA 的前体物质胸腺嘧啶核苷用放射性同位素(^{3}H-TdR)标记,加入到培养体系中,即被转化的淋巴细胞摄取而掺入 DNA 分子内。培养终止后,测定淋巴细胞内掺入的^{3}H-TdR 的放射量,就能判断淋巴细胞的转化程度。此方法较客观、精确。

【实验材料】

(1) 动物:BALB/c 小鼠(雌性,6~8 周龄,SPF 级别)。

(2) 试剂:丝裂原 ConA 或 PHA、50 μCi/mL[^{3}H]胸腺嘧啶、100%(体积比)甲醇、闪烁液。

(3) 器材:多孔细胞收集器、细胞收集器配套用滤纸、闪烁管、β 液闪烁仪。

【实验步骤】

(1) 反应细胞的制备:取 BALB/c 小鼠脾脏并制备成单细胞悬液,采用磁珠分选或其他方法纯化获得 T 淋巴细胞,获得细胞后采用含 10%FBS 的 RPMI-1640 调整细胞浓度为 2×10^{6} 个/mL,在 96 孔圆底板中每孔加入 50 μL 的细胞(1×10^{5} 个/孔),每组设 3 个复孔。

(2) 丝裂原刺激:在上述 96 孔板的每孔细胞中加入 50 μL ConA 或 PHA(终浓度视其质量、活性而定,需预先摸索),对照孔加入 50 μL 培养基。

(3) 采用含 10%FBS 的 RPMI-1640 将各孔总体积均补至 200 μL,混匀后将 96 孔板置于 37 ℃、5%CO_2 的细胞培养箱中培养 3~5 天。

(4) 在终止培养前 6~8 h,在每孔中加入 20 μL 浓度为 50 μCi/mL 的[^{3}H]胸腺嘧啶(每孔 1.0 μCi)。

(5) 使用全自动多孔细胞收集器洗涤、裂解细胞至少 10 次以将细胞 DNA 充分转移至滤纸上。采用 100% 甲醇洗涤滤纸条，使滤纸条易于干燥，然后在闪烁管中加入闪烁液。

(6) 用 β 液闪烁仪检测样品的 cpm 值，要求标准差小于 2%。计算本底和样品的平均 cpm 值。复孔的变异度应小于 20%。

【结果分析】

Δcmp 值的计算：用实验组（加刺激细胞组）3 个复孔的 cmp 平均值减去对照组（未加刺激细胞组）3 个复孔的平均值，即可得出实验组的 Δcmp 值。

【注意事项】

(1) 本底的微小变化将引起结果的极大变化，在分析结果时应特别注意。

(2) 延长[^{3}H]胸腺嘧啶掺入时间，常可改善实验的重复性。

(3) 在检测完毕后应根据仪器使用说明书彻底清洗细胞收集器。

(4) 实验人员应注意放射性射线的防护并尽量减少放射性射线对周围环境的污染。

五、^{3}H-TdR 掺入法检测单相混合淋巴细胞反应

双向混合淋巴细胞反应（two way MLR）指两个无关个体功能正常的淋巴细胞在体外混合培养时，由于 MHC-Ⅱ类抗原不同，可相互刺激对方的 T 细胞发生增殖的现象；若将其中一方的淋巴细胞先用丝裂霉素 C 处理或用 γ 射线照射使细胞中 DNA 失去复制能力，但仍能刺激另一方淋巴细胞发生转化，则称为单向混合淋巴细胞反应（one way MLR）。可通过细胞数量、形态检查或^{3}H-TdR 掺入率检测反应细胞的增殖水平，两个个体间 MHC 抗原差异程度越大，反应越强烈。其中同位素标记法较为客观，重复性好且结果较准确。

MLR 常用于器官移植前的组织配型，以测定受体和供体主要组织相容性抗原（MHC 抗原）相容的程度。由于 MLR 中淋巴细胞接受同种异型抗原的刺激而发生活化、增殖，产生种类众多的细胞因子，促进 NK、LAK 和 CTL 等杀伤细胞的分化，因此又是免疫调节研究中常用的实验模型。本实验采用^{3}H-TdR 掺入法进行检测。

【实验目的】

利用^{3}H-TdR 掺入法检测单向混合淋巴细胞的反应强度。

【实验原理】

在双向混合淋巴细胞反应的基础上，将刺激的一方淋巴细胞先用丝裂霉素 C 或 γ 射线照射处理，使该细胞失去增殖能力，但仍保持刺激对方淋巴细胞增殖的试验称为单向 MLR。在混合淋巴细胞反应中，淋巴细胞受到刺激发生增殖，DNA 的合成明显增加，且

淋巴细胞的增殖程度与DNA的合成正相关。此时若将合成DNA的前体物质胸腺嘧啶核苷用放射性同位素(^{3}H-TdR)标记,加入到培养体系中,即被增殖的淋巴细胞摄取而掺入DNA分子内。培养终止后,测定淋巴细胞内掺入的^{3}H-TdR的放射量,就能判断淋巴细胞的增殖程度,即混合淋巴细胞的反应强度。

【实验材料】

1. 标本与试剂

(1) 人外周血淋巴细胞。

(2) RPMI-1640培养液(100 mL)。

(3) 丝裂霉素C:用完全培养基配成0.5 mg/mL的溶液。

(4) ^{3}H-TdR:用生理盐水稀释为50 μCi/mL,4 ℃存放。

(5) 闪烁液。

2. 器材

多孔细胞收集器、细胞收集器配套滤纸、闪烁管、β闪烁仪。

【实验步骤】

(1) 将A、B两个体的淋巴细胞悬液分别做记号,以个体A的作为MLR的反应细胞,个体B的作为MLR的刺激细胞。

(2) 刺激细胞处理:向个体B的刺激细胞中加入0.5 mg/mL的丝裂霉素C,使其成为终浓度为25 μg/mL的细胞悬液,37 ℃水浴30 min,离心弃上清,沉淀细胞用培养液洗1次,调整细胞浓度至1×10^6个/mL;个体A的细胞也取一部分做同样处理,作为自体反应对照组的刺激细胞。细胞也可以用2000 md射线照射灭活。

(3) 用微量加样器各取0.1 mL反应细胞(A)和刺激细胞(B)放入一圆底细胞培养板的孔(A+B)中,同时,设自身对照组(A+A)和空白对照组(A),置37 ℃、5%CO_2培养箱内培养5~7天。

(4) 在培养终止前6 h或者18 h,用同位素微量加样器于每孔内加入50 μCi/mL的^{3}H-TdR 20μL(每孔1.0 μCi),空白对照组不加同位素。

(5) 样品处理:用细胞收集仪收集、洗涤、裂解细胞,并将DNA转移至滤纸上。每列细胞至少洗涤10次,以确保细胞DNA被充分转移,且彻底洗掉未渗入的^{3}H-TdR。用100%甲醇洗涤滤纸条,使滤纸条易于干燥。将滤片置60 ℃烘箱中烤干,冷却后将滤片放入含闪烁液的测量杯中,用β液闪烁仪检测放射强度。对于空白对照,在样品处理前加入同位素,处理方法同实验组。

【结果分析】

结果以每分钟脉冲数(counts per minute,cpm)表示。所有样品的数据在处理前,均应减去空白对照组的cpm值。MLR反应强度通常以样品的cpm值或刺激指数(stimulationindex,SI)表示,也可用cpm净值表示。

SI=(实验组cpm-空白对照组cpm)/(对照组cpm-空白对照组cpm)

cpm 净值=(实验组 cpm－空白对照组 cpm)－(对照组 cpm－空白对照组 cpm)

【注意事项】

(1) 刺激细胞与反应细胞的浓度,一般采用 1∶1 或 2∶1。

培养时间一般为 5～6 天,^{3}H-TdR 掺入时间一般为终止培养前 15～16 h。

(2) 细胞培养板以圆底为好。

(3) 试验时应注意无菌操作。

(4) 用两个无血缘关系个体的淋巴细胞做试验,阳性反应明显。

(5) 所用器材,应按同位素操作的有关规定处理。

实验八　免疫相关动物模型的制备

由于伦理等问题的限制，科学家们无法直接用人体进行疾病的发生发展机制及防治研究。基于此，采用相应的动物，并给予合适的药物或其他处理，建立具有相似表型的免疫相关动物模型，是解决上述问题的关键。本部分以常见的动物模型为例，对其建立方法和表现进行描述。

一、免疫功能低下动物模型

为了研究免疫功能抑制或低下状态下，各种药物或因素对机体的影响，研究者常用免疫抑制剂或放疗等手段处理机体，抑制淋巴细胞功能或杀伤淋巴细胞，建立免疫功能低下动物模型。

【实验目的】

了解免疫功能低下动物模型的建立方法和用途，熟悉建立免疫功能低下动物模型的操作过程。

【实验原理】

环磷酰胺是一种烷化剂，其作用主要是破坏 DNA 结构，阻断其复制，导致细胞死亡，因此处于增殖中的细胞对其较敏感。当 T、B 细胞被抗原活化后，进入增殖、分化阶段，对环磷酰胺较敏感，因此利用环磷酰胺可达到抑制免疫应答的作用。建立免疫功能低下动物模型，为进一步研究免疫功能低下状态下各因素对机体的影响提供了平台。

【实验材料】

1. 实验动物

6～8 周龄健康雄性 BALB/c 小鼠，体重 16～20 g。

2. 试剂

(1) 注射用环磷酰胺：使用前用无菌生理盐水配制成浓度为 10 mg/mL 的溶液。

(2) 75%酒精：将 75 mL 酒精加入 25 mL 水中，混合备用。

(3) 生理盐水。

(4) IL-2 检测试剂盒。

3. 器材

1 mL 注射器，电子天平，细胞计数仪，酶标仪等。

【实验步骤】

1. 免疫功能低下小鼠模型的建立

(1) 动物分组：将 BALB/c 小鼠随机分为两组，即模型组和空白对照组，每组 6～10 只。

(2) 给药：用 75%酒精消毒小鼠腹部皮肤，按照环磷酰胺 0.1 mg/g(小鼠体重)的剂量，用注射器一次性注射于小鼠腹腔。空白对照组一次性腹腔注射等量生理盐水。

2. 指标观察与测定

(1) 外周血白细胞计数：给药后第 8 天取小鼠外周血计数白细胞。

(2) 脾脏 T 淋巴细胞增殖试验：给药后第 8 天测脾脏 T 淋巴细胞增殖能力。

(3) 血清 IL-2 测定：给药后第 8 天取小鼠外周血，ELISA 测定血清 IL-2 水平。

【结果分析】

模型组与空白对照组相比，外周血白细胞数量减少，脾脏 T 细胞增殖能力下降，血清 IL-2 水平降低。

【注意事项】

(1) 建立免疫功能低下动物模型可根据试验目的不同选用不同的动物和免疫抑制剂。

(2) 免疫抑制剂的注射途径应根据免疫抑制剂的种类而定，并经预实验确定所需剂量。

二、荷瘤小鼠模型

【实验目的】

掌握荷瘤小鼠模型的建立方法和用途，熟悉建立荷瘤小鼠模型的操作方法。

【实验原理】

荷瘤动物模型是将体外培养的肿瘤细胞接种于动物体内，肿瘤细胞在动物体内增殖并形成实体瘤或腹水瘤，观察肿瘤在体内的生长速度、大小、浸润性、坏死率，荷瘤动物的免疫功能状况、生存时间及死亡率等指标。该模型不仅可用于研究肿瘤的生物学特性，发生、发展规律，而且可用作抗肿瘤药物及治疗方法的研究模型及平台，具有十分重要的应用价值。在试验时，应根据不同的实验需要选择不同的肿瘤细胞株，关于实验动物一般选用与所选肿瘤细胞株基因背景相同的近交系小鼠，如将 CT26 小鼠结肠癌细胞株接种于 BALB/c 小鼠建立荷瘤小鼠模型，将 B16 黑色素瘤细胞株接种于 C57BL/6 小鼠建立荷瘤小鼠模型等。如无与所选肿瘤细胞株基因背景相同的近交系小鼠，则可选用裸鼠。本实验应用 CT26 小鼠结肠癌细胞株，建立 BALB/c 荷瘤小鼠模型。

【实验材料】

(1) 动物：普通级 BALB/c 小鼠，雄性，体重 18～20 g。

(2) 瘤株：CT26 小鼠结肠癌细胞株。

(3) 试剂：0.5%胰蛋白酶溶液、0.04%EDTA 溶液、灭活小牛血清、无钙镁 Hanks 液、75%酒精棉球、10%福尔马林溶液、石蜡、0.4%台盼蓝染液等。

(4) 器材：普通光学显微镜、游标卡尺、组织切片机、细胞计数板、电子天平(精度 0.001 g)、载玻片、吸管、试管、1 mL 注射器、染色缸等。

【实验步骤】

1. 荷瘤小鼠模型的建立

(1) 肿瘤细胞悬液的制备：取培养瓶中培养的处于对数生长期的瘤细胞(贴壁生长)，倒去培养液，加等量的 0.5%胰蛋白酶溶液和 0.04%EDTA 溶液(各 1 mL 或各 2 mL，以盖满细胞层为宜)，室温放置 2 min(轻轻晃动，至有细胞浮起即可)；加入小牛血清 1 mL，再加入无钙镁 Hanks 液 5 mL，用吸管吹打数次，使瘤细胞充分分散，用吸管移至试管中。

(2) 洗涤：将装有肿瘤细胞悬液的试管置于普通离心机中，1000 rpm 离心 10 min，弃上清；加无钙镁 Hanks 液 8 mL，吹打重悬浮，1000 rpm 离心 10 min，弃上清；再加入无钙镁 Hanks 液 5 mL，吹打重悬浮。

(3) 细胞存活率测定：取一滴瘤细胞悬液在载玻片上，加一滴 0.4%台盼蓝染液，光学显微镜观察，活细胞不着色，死细胞被染成蓝色，计数 100 个细胞，计算其活细胞的百分率。一般要求活细胞在 95%以上。

(4) 细胞计数并用无钙镁 Hanks 液调整细胞浓度为每毫升 1×10^7 个瘤细胞。

(5) 接种：用 75%酒精消毒小鼠背部皮肤，用注射器吸取瘤细胞悬液，按每鼠 0.2 mL 接种于小鼠背部皮下。

2. 肿瘤的观察和检查

(1) 在小鼠接种肿瘤细胞一周后，定期用游标卡尺测量肿瘤结节的最长径 a 和最短径 b，根据公式计算肿瘤体积 V，$V=1/6\pi(ab^2)$，求其平均值并绘制肿瘤生长曲线。

(2) 脱颈处死小鼠，观察肿瘤的大体形态。分离肿瘤结节，用天平测其瘤体重量。

(3) 肿瘤的病理组织学检查：取肿瘤组织，于 10%甲醛溶液中固定，石蜡包埋，组织切片，常规 H&E 染色，做组织病理检查(参考组织病理学检查方法)。

【结果分析】

(1) 肉眼观察瘤体形态。

(2) 根据肿瘤生长情况绘制肿瘤生长曲线。

(3) 镜下观察，具有肿瘤细胞特有的形态特征，组织中细胞坏死率较高(坏死：由于瘤体生长过快，供血不足，引起出血和瘤细胞死亡)，有明显的浸润性生长和炎症细胞浸润及纤维化，表明瘤组织生长旺盛。

【注意事项】

(1) 肿瘤细胞的生长特性、培养传代因种类不同而有差异，细胞接种应在细胞培养至对数生长期时进行。

(2) 接种前应振荡试管，以使瘤细胞充分悬浮，避免细胞沉淀而致各小鼠接种的瘤细胞数不一致。

(3) 接种时，将注射针刺入皮肤后应轻轻挑起针尖，避免刺入过深。

(4) 取肿瘤组织时应将周围组织剥离干净。

三、类风湿性关节炎鼠模型

(一) 小鼠胶原诱导型类风湿性关节炎模型(CIA)

【实验目的】

掌握小鼠 CIA 模型的建立和检测技术。

【实验原理】

某些啮齿类动物和非人灵长类动物对Ⅱ型胶原易感，基于此向其注射Ⅱ型胶原，可诱发机体产生针对自身抗原的自身反应性 T 细胞和 B 细胞，进而分泌炎性细胞因子和抗体，诱发滑膜炎和关节骨质破坏，从而建立 CIA 模型。

【实验材料】

1. *实验动物*

DBA/1j 小鼠，6～8 周龄，雄性。

2. *试剂*

(1) 牛Ⅱ型胶原：购自 Chondrex，4℃避光保存。

(2) 弗氏完全佐剂(CFA)：卡介苗浓度为 4 mg/mL，购自 Chondrex，4 ℃保存。

(3) 弗氏不完全佐剂(IFA)：购自 Chondrex，4℃保存。

(4) 0.05 M 冰乙酸：取 29 μL 冰乙酸(17.4 M)加入到终体积为 10 mL 的去离子水中，即为 0.05 M 冰乙酸，室温避光保存。

(5) 10%水合氯醛：将 10 g 水合氯醛溶解在 100 mL 生理盐水中，充分溶解后备用。

(6) 生理盐水。

3. 器材

搅拌器，乳化器，注射器，电子天平等。

【实验步骤】

（1）牛Ⅱ型胶原溶液的配制：将 10 mg 的牛Ⅱ型胶原溶解在 5 mL 0.05 M 冰乙酸中，4 ℃避光搅拌过夜使其充分溶解，浓度为 2 mg/mL。

（2）免疫原液的制备：将胶原溶液与等体积含 4 mg/mL 卡介苗的 CFA 混合，并轻轻乳化，每乳化 100 次间歇 5 min，制备成每毫升含 1 mg 胶原和 2 mg 卡介苗的乳化液。

（3）初始免疫：第 0 天，10％水合氯醛麻醉 DBA/1j 小鼠（80 μL/20 g），小鼠尾根部皮内多点注射 100 μL 的胶原/CFA 乳化液。

（4）再次免疫（加强免疫）：第 21 天，10％水合氯醛麻醉小鼠（80 μL/20 g），小鼠尾根部皮内多点注射 100 μL 的胶原/IFA 乳化液。

（5）监测：从第 21 天起，每天监测小鼠的体重以及关节变化。

【结果分析】

当小鼠体重减轻且四肢出现红肿等症状时，即可认为建模成功，一般开始于第 35～40 天（见附图 2）。此外，其临床评分也明显上升。

作为 CIA 发病程度的一个重要指标，临床评分的监测是必不可少的，一般是按照表 8-1 进行双盲法监测。每只小鼠共四个关节，每个关节得分为 0～4，故每只小鼠最高得分为 16 分。

表 8-1 CIA 发病程度监测评分标准

分值	标准
0	没有病症
1	仅踝关节处出现红斑和较为温和的肿大
2	从踝关节到中骨或掌骨处出现红斑和温和的肿大
3	从踝关节到跖趾关节出现红斑和中等程度的肿大
4	从踝关节到指头处出现红斑和严重肿大，或僵直

DBA/1j 小鼠分别于第 1 天和第 21 天接受弗氏完全佐剂-胶原乳化液和弗氏不完全佐剂-胶原乳化液免疫。第 33 天，大部分小鼠出现类风湿性关节炎病症。附图 2 中 a 为正常小鼠后肢，b 为正常小鼠前肢，c 为 CIA 小鼠后肢，d 为 CIA 小鼠前肢。

【注意事项】

（1）由于胶原对光和温度较为敏感，故在胶原溶解过程中一定要避光并轻轻搅拌，以免胶原降解失活。

（2）所有的操作在冰上避光完成，以免胶原降解。

(二) 大鼠佐剂诱导型关节炎模型(AIA)

【实验目的】

掌握大鼠 AIA 模型的建立和检测技术。

【实验原理】

结核杆菌的一个蛋白分子与关节滑膜上的糖蛋白分子具有相似的分子结构,体内免疫高剂量的结核杆菌,可诱发机体产生针对自身抗原的自身反应性 T 细胞和 B 细胞,进而分泌炎性因子和抗体,诱发滑膜炎和关节骨质破坏,从而建立类风湿性关节炎大鼠模型。

【实验材料】

1. 实验动物

Lewis 大鼠,6～8 周龄,雌性。

2. 试剂

(1) 弗氏完全佐剂(CFA):卡介苗浓度为 10 mg/mL,购自 Chondrex,4 ℃保存。

(2) 弗氏不完全佐剂(IFA):购自 Chondrex,4 ℃保存。

(3) 10%水合氯醛:将 10 g 水合氯醛溶解在 100 mL 生理盐水中,充分溶解后备用。

(4) 生理盐水。

3. 器材

注射器,电子天平等。

【实验步骤】

(1) 免疫:第 0 天,10%水合氯醛麻醉 Lewis 大鼠(400 μL/100 g),大鼠尾根部皮内多点注射 100 μL 含 5 mg/mL 减活卡介苗的 CFA。

(2) 监测:从第 1 天起,每天监测大鼠的体重以及关节变化。

【结果分析】

当大鼠体重减轻且四肢出现红肿等症状时,即可认为建模成功,一般开始于第 12～14 天(见附图 3)。此外,其临床评分也明显上升。

作为 AIA 发病程度的一个重要指标,临床评分的监测是必不可少的,一般是按照表 8-2 进行双盲法监测。每只大鼠共四个关节,每个关节得分为 0～4,故每只大鼠最高得分为 16 分。

表 8-2 AIA 发病程度监测评分标准

分值	标准
0	关节无红斑及肿胀
1	踝关节或腕关节处轻微红肿
2	踝关节或腕关节处中度红肿
3	踝关节及中骨部位或腕关节及掌部中度红肿
4	整个前肢或后肢出现严重的红肿甚至僵直

【注意事项】

(1) 麻醉时一定要注意剂量，以防麻醉过量导致大鼠死亡。

(2) 乳化时一定要小心，不要用力过猛，以防爆管；同时要乳化充分，可取一滴滴入水中，观察其是否散开来判断，如短时间不散开，可视为乳化充分。

(3) 免疫时一定要注意是皮内注射，同时要多点免疫，否则会影响模型建立效果。

(三) 关节组织病理学分析

【实验目的】

掌握关节组织的苏木素 & 伊红(hematoxylin&eosin，H&E)染色原理及操作，了解关节组织的病理评分标准。

【实验原理】

由于组织或细胞的不同成分对苏木精的亲和力不同及染色性质不一样，经苏木精(碱性染料)染色后，细胞核(带负电荷)及钙盐黏液等呈蓝色，可用盐酸酒精分化和弱碱性溶液显蓝，如处理适宜，可使细胞核着清楚的深蓝色，胞质等其他成分脱色，再利用胞质染料伊红(酸性染料)染胞质，使胞质的各种不同成分又呈现出深浅不同的粉红色，故各种组织或细胞成分与病变的一般形态结构特点均可显示出来。

【实验材料】

1. 试剂

(1) 氨丙基三乙氧基硅烷(aminopropyl triethoxysilane，APES)：丙酮混合液：将 5 mL 的 APES 加入 250 mL 的丙酮溶液中，配制成 APES：丙酮(1：50)混合液。

(2) 10%中性福尔马林：取 100 mL 37%～40%甲醛溶液加入 300 mL 的 1 * PBS(pH 7.4)中，混匀，室温避光保存。

(3) 0.2 M Tris 缓冲液：取 24.28 g 的 Tris-base 加入 1 L 去离子水中，充分溶解。

(4) EDTA 脱钙液：将 10 g 的 EDTA 加入 0.2 M Tris 缓冲液中，充分溶解，再用 NaOH 调整 pH 值到 7.0。

(5) 等渗固定液：将 8.5 g 的 NaCl 加入 100 mL 38%甲醛溶液中，充分溶解，用去离子水定容至 1 L。

(6) 弱酸脱钙液：取 80 mL 浓盐酸加入 850 mL 等渗固定液中，再加入 70 mL 甲酸，之后缓慢加入 60 g 三氧化铝，最后向混合液中加入 25 mL 冰乙酸。

注：一定按照上述顺序操作，加入三氧化铝时应一边搅拌一边缓慢加入，以免突然产热过多。

2. 器材

载玻片，通风橱，石蜡刀片，组织切片脱水机，组织切片包埋机，石蜡组织切片机和显微镜等。

【实验步骤】

1. 载玻片的处理

将载玻片于清洗液（重铬酸钾浓硫酸）中过夜，之后用自来水冲洗过夜，经蒸馏水反复冲洗后，于 95％乙醇中处理 12 h，捞出晾干。将处理过的载玻片置于现配的 APES：丙酮液（1：50）中，30 s 后取出，并用纯丙酮涮去未结合的 APES，取出载玻片，晾干。注：所有的操作都是在通风橱中完成。

2. 关节脱钙

将关节固定于 10％中性福尔马林中 24～48 h；自来水冲洗 1 h 后，转移至无水乙醇中脱脂 12 h；之后于无水甲醇中脱脂 12 h；自来水冲洗 1 h 后，转移至 EDTA 脱钙液中处理 7 天；自来水冲洗 1 h 后，转移至弱酸脱钙液中处理至良好脱钙为止（切片机的石蜡刀片可以轻松切开）。

3. 组织切片获取

将脱钙关节组织经梯度酒精（70％，2 h；80，2 h；95％，3 次，3 h/次；100％，3 次，5 h/次）脱水处理，之后用二甲苯处理两次，每次 5 h，转移至石蜡溶液中，处理 3 h，包埋。石蜡组织 4 ℃放置过夜，获取 4 μm 连续切片，置于 APES 硅化的载玻片上，烘干。

4. H&E 染色

72 ℃烤片 2 h。置入二甲苯Ⅰ、Ⅱ各 10 min。梯度酒精脱蜡：100％无水乙醇，2 min；95％酒精，2 min；85％酒精，2 min；75％酒精，2 min；蒸馏水，5 min；Mayer 氏苏木素，1 min；自来水冲洗，60 min；75％盐酸酒精，3～5 s；自来水冲洗，30 s；伊红复染，1 min；自来水洗，30 s。梯度酒精脱水、二甲苯透明及中性树胶封片。

5. 病理学评分

作为类风湿性关节炎发病程度的一个重要指标，病理评分的分析是必不可少的，一般是按照表 8-3 进行双盲法监测。每组至少取 3 只实验动物，每只实验动物至少取 3 张病理组织切片进行分析，其病理学评分为 0～4。

表 8-3 类风湿性关节炎发病程度监测评分标准

评分	标准
0	无淋巴细胞浸润及骨关节破坏
1	轻微的淋巴细胞浸润
2	适度的炎症反应
3	大量的单核细胞炎症以及血管翳的生成
4	严重的骨质破坏、新骨的生成及滑膜衬里细胞的加厚

【结果分析】

病理组织切片经 H&E 染色后，显微镜下可见明显的炎症反应、炎性细胞浸润以及骨质破坏等（见附图 4）。

【注意事项】

(1) 一定要充分进行脱钙处理，否则影响后续的切片。

(2) 切片时要小心，以防划破手指等。

(3) H&E 染色时，要在镜下实时观察其颜色变化，以防染色太浅或太深。

四、溃疡性结肠炎小鼠模型

【实验目的】

掌握葡聚糖硫酸钠（dextran sulphate sodium salt，DSS）诱导的溃疡性结肠炎模型的建立方法。

【实验原理】

DSS 为人工合成的一种硫酸多糖，可影响结肠上皮细胞的 DNA 合成、抑制增生、破坏肠黏膜屏障，进而引起炎性反应，诱发溃疡性结肠炎。

【实验材料】

1. 动物

C57BL/6 小鼠，雌性，6～8 周龄。

2. 试剂

(1) 3%DSS 溶液：称取 3 g DSS（分子量 36 000～50 000），溶于 100 mL 去离子水中，高压后备用。

(2) 去离子水。

(3) 10%水合氯醛：将10 g水合氯醛溶解在100 mL生理盐水中，充分溶解后备用。

3. 器材

电子天平，注射器，尺子和照相机等。

【实验步骤】

(1) 待小鼠适应实验室环境后，称重并标记小鼠。

(2) 用高压去离子水配制3%DSS，让小鼠自由饮用，对照组饮用蒸馏水。之后每天记录小鼠体重及疾病活动指数。

(3) 第3天换液。

(4) 第5天换液。

(5) 第7天换成高压去离子水。

(6) 第8～10天处死小鼠，分离结直肠，测量长度。

(7) 取结肠组织，制备石蜡组织切片，并进行H&E染色，观察组织损伤。

【结果分析】

随着疾病进展，小鼠体重明显下降，并逐渐出现稀便、便血等现象，严重者可死亡。同时，结肠长度变短，病理切片可见显著的组织损伤和炎性细胞浸润（见附图5）。

【注意事项】

(1) 不同批次的DSS可能会造成不一样的结果，建议预实验采用不同浓度（2%、2.5%、3%、3.5%和4%）的DSS建模，确定其最佳浓度。

(2) 配制DSS的水一定要经过高压，同时观察小鼠饮水量，如饮完，要及时添加。

(3) 处死小鼠后，一定要冲洗结肠组织。

五、自身免疫性脑脊髓炎(EAE)小鼠模型

【实验目的】

掌握自身免疫性脑脊髓炎(encephalomyelitis，EAE)小鼠模型的建立方法。

【实验原理】

髓鞘碱性蛋白(MBP)和蛋白脂蛋白(PLP)均可以诱发EAE，与血-脑屏障的功能障碍有关，并伴随有白质内单个核细胞的浸润，包括少量的自身反应性T细胞。这些炎症细胞出现在脱髓鞘区域、神经元缺失及炎症胶质瘢痕处。现已明确，自身反应性T细胞是该疾病具有器官特异性特征的原因，它们引起了促炎性细胞因子和调节因素的动态级联反应，最终产生了髓鞘毒性微环境并导致神经元的破坏。这些损害的发展导致脱髓鞘

蔓延和神经元缺失，从而削弱了神经传递功能并产生了一系列的临床症状。

【实验材料】

1. 动物

雌性 SJL 小鼠，6～8 周龄，18～20 g。

2. 试剂

(1) 2 mg/mL 神经源性抗原(见表 8-4)：MBP、PLP 或相应的免疫决定簇表位多肽(如 PLP139-151、PLP178-191 和 MBP84-104)或 MOG35-55。

(2) 弗氏不完全佐剂(IFA，Difco)。

(3) 结核分枝杆菌 H37Ra(Difco)。

(4) 百日咳毒素。

3. 器材

乳化器，18 G 注射器，25 G 注射器，聚苯乙烯试管等。

表 8-4 EAE 建立常见小鼠种类及免疫肽序列

小鼠种类	H-2 型	肽 a	序列 a
SJL	H2s	MBP89101	VHFFKNIVTPRTP
		MBP89108	VHFFKNIVTPRTPPPSQGKGR
		PLP139151b	HSLGKWLGHPDKF
		PLP104117	KTTICGKGLSATVT
		PLP178191	NTWTTCQSIAFPSK
		PLP5770	YEYLINVIHAFQYV
		MOG92106	DEGGYTCFFRDHSYQ
PL/J，B10. PL	H2u	MBPAc111	AcASQKRPSQRHG
		MBP3547	TGILDSIGRFFSG
		PLP4364	EKLIETYFSKNYQDYEYLINVI
(PL/JSJL)F1	H2s/u	MBPAc111	AcASQKRPSQRHG
		PLP4364	EKLIETYFSKNYQDYEYLINVI
		PLP139151b	HSLGKWLGHPDKF
C3H	H2k	PLP103116	YKTTICGKGLSATV
C57BL/6	H2b	MOG3555	MEVGWYRSPFSRVVHLYRNGK
NOR/LtJ	H2g	MOG3555	MEVGWYRSPFSRVVHLYRNGK
SWR	H2q	PLP215232	PGKVCGSNLLSICKTAEF

a. MBP 肽序列基于不同种类的 MBP 变体，具有数目不等的氨基酸残基；PLP 肽序列来源于小鼠。

b. PLP139-151 序列 140 位丝氨酸(S)替换为半胱氨酸(C)以增加可溶性。

【实验步骤】

(1) 将 40 mg 结核分枝杆菌 H37Ra(4 mg/mL)与 10 mL IFA 混合制备成弗氏完全佐剂(CFA)。

(2) 取 1 mL 神经源性抗原(2 mg/mL)与 1 mL CFA,用玻璃注射器反复乳化后置于 13 mL 聚苯乙烯试管内。

(3) 用 18 G 注射器针头抽取乳化剂至 1 mL 注射器内,然后用 25 G 注射器针头进行免疫。

(4) 剃去 SJL 小鼠背部毛发,在去除毛发的区域分三点(每处约 0.033 mL)皮下注射 0.1 mL 乳化抗原,其中一处沿两肩之间的背部中线,另外两处在下背部的中线两侧。

(5) 用 MBP 或 MBP84-104 免疫时,还需在免疫的当天及免疫第 3 天经腹腔注射或静脉注射 400 ng 百日咳毒素。

(6) 每天检测并记录小鼠临床症状的发生情况,这些症状在免疫后 14～28 天比较明显。

(7) 对 EAE 模型进行评分和计算参数(见表 8-5,8-6)。

表 8-5　EAE 临床评分方法

评分	临床症状
0	无症状
1	a. 尾无力
2	a. 尾无力＋b. 后肢无力
3	c. 后肢轻度瘫痪
4	d. 后肢完全瘫痪
5	濒死状态或死亡

a. 尾无力:举起小鼠时尾巴尖部不能卷曲。

b. 后肢无力:观察到鸭步态,小鼠步行时后肢从笼子罩的铁丝网漏下。

c. 后肢轻度瘫痪:小鼠不再能用后肢维持臀部的姿势或行走,但是仍能在某种程度上依靠一侧或两侧肢体行走。

d. 后肢完全瘫痪:小鼠后肢完全失去移动能力,仅能用前肢拖动躯体。

表 8-6　EAE 临床参数定义

临床资料	参数定义
平均临床评分	一组实验动物在起始发病后某一时间的临床评分
发病百分率	出现急性或复发性临床症状的小鼠数目除以实验组中动物的总数
平均起始发病或复发时间	第一次出现急性或复发性临床症状的平均天数
平均高峰期疾病严重性	一组出现临床症状的实验小鼠中达到平均最大临床评分

【结果分析】

小鼠出现明显病症:后肢无力、拖行、瘫痪。

【注意事项】

不同鼠类对EAE的易感性不同，路易斯大鼠对EAE非常易感，SJL/J、SWR/J种和昆明种小鼠对EAE也很易感，而Bow-Norway大鼠、BALB/c小鼠对EAE有较高的抵抗性。用鼠作为研究对象的优点在于其遗传背景清楚、繁殖快、诱导EAE发生率和复发率高，且EAE在临床、病理和免疫生化改变等方面与人类MS较为相似，故较为常用。

六、脓毒血症小鼠模型

脓毒血症患者最常见的感染源来自于腹腔，所以腹腔感染模型是最常见的动物模型。鼠类盲肠结扎穿刺(cecal ligation puncture，CLP)是最常见的脓毒血症小鼠模型建立方法。此外，也有研究者采用腹腔内注射LPS(剂量大于20 mg/kg)建立内毒素诱导的脓毒血症模型。由于内毒素诱导的脓毒血症模型过于简单且统一，本实验我们对CLP诱导的脓毒血症模型进行描述。

【实验目的】

掌握利用CLP建立脓毒血症小鼠模型的方法。

【实验原理】

小鼠盲肠结扎穿刺可导致其腹腔内多菌群感染，诱发免疫反应，进而导致脓毒血症。

【实验材料】

1. 动物

C57BL/6小鼠，雄性，6～8周龄，18～20 g。

2. 试剂

75%酒精、速眠新、氯胺酮、生理盐水等。

3. 器材

电子天平，结扎线及缝合针等手术器械(采用120℃高压湿热灭菌或75%酒精浸泡对手术器械进行无菌处理)。

【实验步骤】

(1) 配制麻醉剂：按照4∶3∶3的比例将速眠新、氯胺酮和生理盐水混匀，4℃保存备用。

(2) 麻醉：按照50 μL/20 g的体积/体重比，腹腔注射麻醉剂。

(3) 固定小鼠并消毒：完全麻醉后，将小鼠固定于手术台上，并用75%酒精消毒。

(4) 暴露小鼠腹腔：于剑突下一指沿腹中线由上至下剪开约2 cm长的切口，并沿腹白线剪开腹膜，暴露腹腔。

(5) 结扎穿刺盲肠：将小鼠腹腔左下方的盲肠轻轻拽出，于盲肠上距离盲端 2/3 处结扎，结扎 2/3 宽度。用 8 号针头在结扎的外侧穿刺肠壁 2 次，小心挤出适量内容物。

(6) 逐层缝合腹膜和肌肉层：用带线缝合针逐层缝合腹膜和肌肉层，采用“8”字缝合法缝合。

(7) 术后立即向小鼠腹腔内注射生理盐水 150 μL，将小鼠放回饲养笼内，待其自行苏醒。

(8) 一般要设置假手术组实验对照，假手术组实验对象除不进行盲肠结扎及穿孔操作之外，其他步骤与手术组实验对象相同。

【结果分析】

术后 1～22 天可见：小鼠的状态明显不好，毛发倒立，严重者出现死亡；小鼠血液及腹腔内载菌量增加，白细胞下降；血清中谷丙转氨酶、谷草转氨酶和尿素氮水平显著升高。

【注意事项】

(1) 结扎盲肠时不可过紧，防止肠坏死，影响实验结果。

(2) 穿刺肠壁时要注意避免损伤肠壁上的毛细血管，防止出血。

(3) 一定要防止污染。

参 考 文 献

[1] 马兴铭.医学免疫学实验技术[M].兰州:兰州大学出版社，2005.

[2] 沈倍奋，陈志南，刘民培.重组抗体[M].北京:科学出版社，2005 .

[3] 克拉克森，洛曼.噬菌体展示:通用实验指南[M].北京:化学工业出版社，2008.

[4] 萨姆布鲁克 J，拉塞尔 D W.分子克隆实验指南[M].3 版.北京:科学出版社，2016.

[5] Zhang Hailong, Chen Xi, Zong Beibei, et al. Gypenosides improve diabetic cardiomyopathy by inhibiting ROS-mediated NLRP3 inflammasome activation [J]. JCMM, 2018, 4: 1-12.

[6] 王志增.三聚氰胺胶体硒快速检测试纸条的研制[D].兰州:兰州大学，2014.

[7] 吴桐，彭金美，田志军，等.猪伪狂犬病病毒 HeN1 株 gE 蛋白单克隆抗体的制备及其抗原表位的鉴定[J].中国预防兽医学报，2017，39(2):143-147.

[8] 田莉莉，李丽.猪细小病毒 VP2 蛋白单克隆抗体的制备及抗原捕捉 ELISA 方法的建立[J].畜牧与兽医，2012，7:005.

[9] 李雯.猴免疫缺陷病毒 p27 基因的克隆、表达、单克隆抗体制备及鉴定[D].武汉:华中科技大学，2013.

[10] 孙永芳.猪瘟病毒 E2 蛋白单克隆抗体的制备及其表位鉴定分析[D].北京:中国兽医药品监察所，2017.

[11] 赵艳梅，齐静，郝煜，等.乳香提取物促进免疫低下小鼠模型胸腺前体 T 细胞分化机制的研究[J].现代免疫学，2012，4:333-337.

[12] 杨颖，蔡玟，黄志彪，等.环磷酰胺致小鼠免疫功能低下模型建立与评价[J].中国公共卫生，2008，24(5):581-583.

[13] Zhang Hailong, Cui Longzhen, Liu Wen, et al. 1H NMR metabolic profiling of gastric cancer patients with lymph node metastasis[J]. Metabolomics, 2018, 14:47.

[14] Wang Huijuan, Zhang Hailong, Deng Pengchi, et al. Tissue metabolic profiling of human gastric cancer assessed by 1H NMR[J]. BMC Cancer, 2016, 16:371.

[15] 王珍凤.sDR5-Fc 改善急性溃疡性结肠炎小鼠模型的作用及其机制研究[D].开封:河南大学，2018.

[16] Wan Yang, Li Meng, Zhang Hailong, et al. Development of a Recombinant Xenogeneic Tumor Necrosis Factor Alpha Protein Vaccine To Protect Mice from Experimental Colitis[J]. CLIN VACCINE IMMUNOL, 2015, 22(12):

1269－1275.

[17] Neudecker V, Haneklaus M, Jensen O, et al. Myeloid-derived miR-223 regulates intestinal inflammation via repression of the NLRP3 inflammasome [J]. J Exp Med,2017,214(6):1737－1752.

[18] Bauer C,Duewell P,Mayer C,et al. Colitis induced in mice with dextran sulfate sodium(DSS) is mediated by the NLRP3 inflammasome[J]. Gut,2010,59(9):1192－1199.

[19] Zhang Zecai,Shen Peng,Lu Xiaojie,et al. In Vivo and In Vitro Study on the Efficacy of Terpinen-4-ol in Dextran Sulfate Sodium-Induced Mice Experimental Colitis[J]. Front Immunol,2017,8:558.

[20] 张海龙. BAFF Trap:一种新型的BAFF拮抗剂对胶原诱导类风湿性关节炎模型的治疗及机理研究[D]. 成都:四川大学,2014.

[21] Choy EH,Panayi GS. Cytokine pathways and joint inflammation in rheumatoid arthritis[J]. The New England journal of medicine,2001,344(12):907－916.

[22] Mauri C,Gray D,Mushtaq N,et al. Prevention of arthritis by interleukin 10-producing B cells[J]. The Journal of experimental medicine,2003,197(4):489－501.

[23] 张海龙. BAFF Trap:一种新型的B细胞活化因子拮抗剂对大鼠佐剂型类风湿性关节炎模型的治疗研究[D]. 成都:四川大学,2011.

[24] 泰淑红,李虹,贾静,等. EAE小鼠模型的构建及其免疫学机制的探讨[J]. 免疫学杂志,2008,24(1):34－37.

[25] 陈颖奇. 治疗小鼠EAE模型的血吸虫卵抗原有效成分的初步探寻及其验证[D]. 苏州:苏州大学,2006.

[26] 牛小莉. MOG35-55诱导的RR-EAE小鼠模型病理观察及机制探讨[D]. 石家庄:河北医科大学,2011.

[27] 杨小梅. Tim-3在脓毒血症中的免疫调节及其机制研究[D]. 开封:河南大学,2013.

[28] 刘珊珊. 抗Tim3抗体对脓毒症小鼠的治疗作用及其可能机制[D]. 上海:第二军医大学,2014.

[29] Yang Xiaomei,Jiang Xingwei,Chen Guojiang,et al. T cell Ig mucin-3 promotes homeostasis of sepsis by negatively regulating the TLR response [J]. J Immunol,2013,190:2068－2079.

[30] Gustor T. Multiple organ failure in sepsis: Prognosis and role of systemic inflammatory response[J]. Curr Opin Crit Care,2011,17:153－159.

附录　医学免疫学实验室规则

1. 学生在上实验课前，应对实验内容进行预习，明确实验目的、要求，了解实验原理和操作步骤，熟悉所要使用的仪器、药品的性质和注意事项，预测实验结果。

2. 注意保持科学实验的严肃性、严格性和严密性。实验过程中，应仔细认真地观察教师的演示，严肃认真地按规定步骤进行操作。

3. 仔细、耐心地观察实验过程中出现的各种现象，及时、真实、客观地记录实验结果，并积极思考、认真分析，得出结论。

4. 树立团队精神，积极参与实验过程，实验小组成员之间要相互协作，共同完成实验内容，创造性地开展科学实验。

5. 实验所用的仪器、器材和试剂须按照要求摆放，严格按照操作程序进行操作，保证实验过程顺利进行。

6. 爱护公共财物，节约试剂材料，不经允许不得将实验室任何物品私自带走。器材损坏或者出现故障，应及时报告教师，按照相关规定进行处理。

7. 关爱实验动物，按照动物福利的相关要求和规范的操作方法进行动物实验和处置动物尸体。

8. 在实验室内应保持安静、遵守纪律，不得高声谈笑、随便走动、打闹嬉戏。

9. 实验室内禁止吸烟、进食、饮水、用嘴吸吸管及湿润标签，不准随地吐痰。

10. 如有传染性材料、有毒材料流洒于桌面、地面或衣服上，或发现割破皮肤、被动物咬伤等意外，要及时报告教师，妥善处理。

11. 实验结束后，应清理实验用品，物归原处。实验废弃物应放入或倒入指定的地方或容器内。服从卫生值日安排，认真、负责地做好清洁卫生工作。

12. 进入实验室应穿着工作衣，离开实验室前应洗手，注意关好水、电、门、窗等。

13. 认真填写实验记录，按时提交实验报告。实验报告应包括：题目、实验目的、实验原理、器材试剂、方法步骤、实验结果、结果分析七部分内容。

（赵粤萍　柴立辉）

彩色图谱

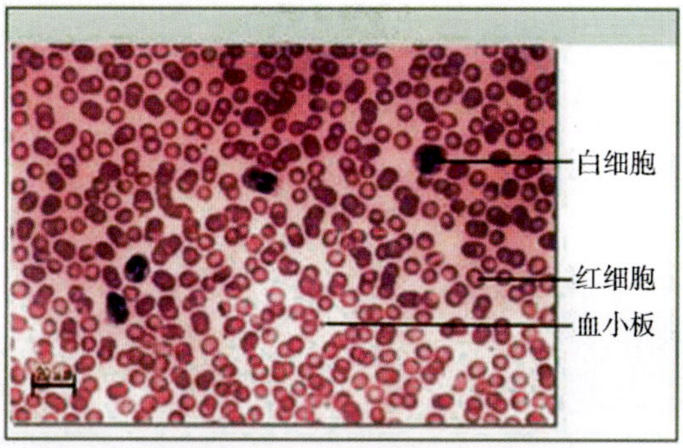

附图 1 人外周血涂片

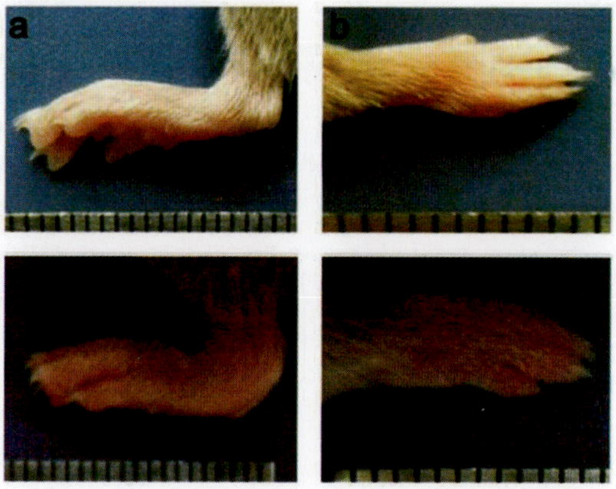

附图 2 胶原诱导型类风湿性关节炎小鼠模型

正常 模型

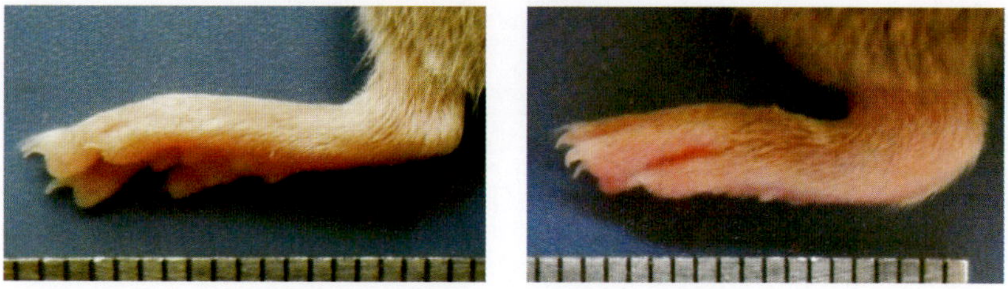

附图 3 大鼠佐剂诱导型关节炎模型

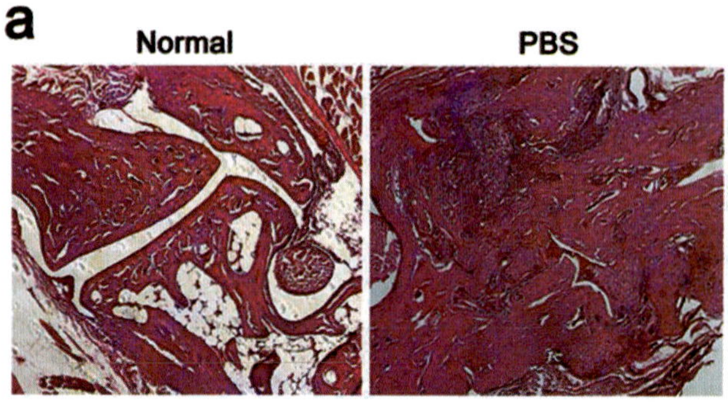

附图 4　CIA 小鼠关节石蜡组织的 H&E 染色

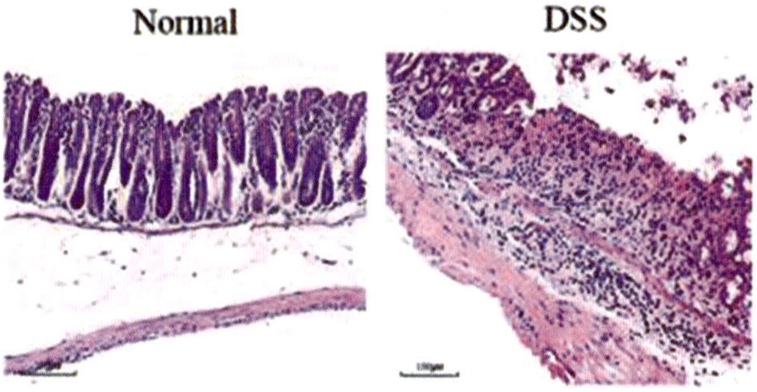

附图 5　小鼠溃疡性结肠炎模型的结肠组织 H&E 染色